Ursache und Entstehung aller Krankheiten

Zum Geleit

Nicht das Lesen dieser Schrift führt zum Heil, sondern die Verwirklichung dessen, was daraus erkannt wurde.

Nicht das Ich des Menschen heilt, sondern das Ich Bin, der Geist Christi.

Nicht die Eigenliebe macht uns frei, sondern die selbstlose Liebe zu Gott und zu allen Menschen und zu allem Sein.

Gesundheit, Glück und Freiheit liegen in uns selbst.

Diese Offenbarung des Herrn zeigt uns den Weg dorthin.

Gott hilft, lindert und heilt.

Gabriele, Würzburg

Inhalt

Zur dritten Auflage

Christus, der Herr, der Menschheit Erlöser, gab durch unsere Schwester Gabriele, die Prophetin Gottes in der mächtigen Zeitenwende, in der wir stehen, diese fundamentale Offenbarung im Jahre 1986 – also in einer Zeit, als die Natur auf dieser Erde noch so weit heil war, daß Hinweise gegeben wurden, die sich auf die gesundheitsfördernde Wirkung von Naturheilmitteln, Wasser, und Sonnenlicht beziehen.

In vielen Offenbarungen, die zum Teil schon vor siebzehn Jahren der Menschheit gegeben wurden – und auch ganz besonders in der vorliegenden Offenbarung „Ursache und Entstehung aller Krankheiten" –, warnte der Christus-Gottesgeist immer wieder eindringlich vor den Gefahren, die der Welt drohen, wenn die Menschheit nicht umkehrt. Eine rechtzeitige völlige Neuorientierung durch eine geistige Ausrichtung im Denken und Leben der Menschen durch die Erfüllung der göttlichen Gebote hätte die Schwingung des Erdplaneten angehoben, und die Menschheit wäre in Harmonie mit den hohen Kräften des Lebens gelangt, die auch unseren Planeten und alles, was in ihm und auf ihm ist, erhalten und zur Evolution führen.

Gott wollte für die Erde und für jedes Seiner Menschenkinder nicht Zerstörung, Leid, Not und Schrecken, sondern die Evolution. Die Menschheit jedoch hat Seine Mahnungen und Seine Hinweise nicht beachtet.

Inzwischen ist eingetreten, was der Herr vor Jahren – auch in der vorliegenden Offenbarung – sagte. Die Natur ist irreparabel zerstört; eine steigende Anzahl von Naturkatastrophen kündigt Schlimmes an; die Welt und die Menschheit, stehen vor dem Zusammenbruch. Aufgrund der inzwischen eingetretenen Verunreinigung der Erde können die Hinweise Christi, die sich auf die Aufnahme von Heil- und Lebenskräften aus der Natur beziehen, in dieser Weise jetzt nicht mehr angewendet werden.

Doch wir befinden uns in der großen Zeitenwende. Die Welt des Materialismus und des ichbezogenen Strebens wird vergehen – so ist es offenbart, und so wird es geschehen. Ein weltweiter Umbruch nie dagewesenen Ausmaßes bahnt sich an. Aus der Asche des menschlichen Ichs und aus den Fluten negativer Energie, die der Mensch durch die Mißachtung der Gebote Gottes geschaffen hat, wächst ein geistig orientiertes Zeitalter empor, ein neues Menschentum, das die Gebote der Himmel erfüllt. Nach Chaos und Zerstörung, welche die Wirkungen der von der Menschheit über Jahrtausende geschaffenen Ursachen sind, ersteht auf der gereinigten Erde das Friedensreich Jesu Christi.

Was im Geiste Gottes, in der Nachfolge des Nazareners, in der Erfüllung des Gesetzes Gottes aufgebaut wurde – was im Willen Gottes entstand –, wird auch in der kommenden Lichtzeit Bedeutung haben. Das gilt auch für die hier vorliegende große Christusoffenbarung aus dem Jahre 1986.

Auf der neuen, lichten Erde wird es wieder so sein, wie es ursprünglich war. Die Natur wird gesund sein und auch die Naturkörper, die Menschen. Dann wird die Fülle offenbar werden, mit der Gott – über die Natur – für uns, Seine Kinder im Erdenkleid, sorgt. Dieses Buch wird dann ein historisches Werk sein.

Die Christusfreunde im Universellen Leben

Würzburg, im Juli 1992

Vorwort

Gott zum Gruß, liebe Brüder und Schwestern!

Im Geiste des Herrn sind alle Brüder und Schwestern. Da ich mich aus dem Geiste des Herrn offenbare, nenne ich auch alle Menschen meine Brüder und Schwestern, einerlei, welcher Gesinnung sie sind.

Mein Name ist Bruder Emanuel; so werde ich auf Erden im Werk des Herrn, dem Universellen Leben, genannt. Meine Wesenheit ist ein Gesetzeshüter vor Gottes Thron, der Cherub der göttlichen Weisheit.

Die folgende Offenbarung „Ursache und Entstehung aller Krankheiten" ist das Wort Christi an alle Menschen. Sein Wort strömt durch Sein Instrument, das Er Seine Prophetin nennt. Das Wort Gottes ist das Ich Bin; denn Gott, das Leben, das Ich Bin, ist alles in allem.

Die Offenbarung des Herrn gibt Einblicke in das Fallgeschehen und tiefe Erkenntnisse aus dem Gesetz von Saat und Ernte, das Kausalgesetz. Sowohl das ewige Gesetz wie auch das Kausalgesetz spiegeln die Gerechtigkeit Gottes wider. Da alles Strahlung ist, so beruhen auch beide Gesetze, das ewige Gesetz und das Kausalgesetz, auf kosmischer Strahlung. Deshalb kann im Wort nie wiedergegeben werden, was die feinste Strahlung reflektiert. Worte sind Symbole oder Begriffe. Wer tiefere Einblicke in die Worte erlangen möchte, wer also ihren Sinn erfassen möchte, der muß die Worte, die nur Symbole und Begriffe sind, aufschlüsseln, sie dem Sinn nach erfassen.

Christus, der Erlöser aller Menschen und Seelen, legt in Seiner Offenbarung „Ursache und Entstehung aller Krankheiten" dar, wie und wodurch der Mensch Ursachen schuf und schafft, wie die Ursachen wirksam wurden und werden, was daraus entstanden ist und im weiteren zu entstehen droht.

Christus, der Inspirator dieser Offenbarung „Ursache und Entstehung aller Krankheiten" wiederholt einige Male wesentliche Erkenntnisse, wobei Er die Darlegungen immer wieder aus einer anderen Perspektive beleuchtet, damit der Leser den Sinn erfassen kann – denn es sind vielfältige Ursachen und Wirkungen, die zu Sorge, Not, Krankheit und Leid führen. Möge jeder für diese Wiederholungen Verständnis haben. Jeder erfaßt beim ersten Lesen eine Gesetzmäßigkeit. Wird sie jedoch von einigen Seiten beleuchtet und mehrmals wiederholt, kann sie tiefer in den Leser eindringen, in der Tiefe erfaßt und auch verwirklicht werden.

Diese Offenbarung soll die ganze Menschheit zum Nachdenken anregen und den einzelnen ansprechen, mit seinem Leben Ernst zu machen - sowohl in Gedanken und Worten als auch im Handeln.

Mögen viele Brüder und Schwestern zur Erkenntnis erwachen und die Gesetze verwirklichen, auf daß Licht werde in dieser Welt!

Friede allen Menschen und Wesen!
Bruder Emanuel,
der Cherub der göttlichen Weisheit

Gott schuf den Himmel und diese Erde

Gott ist Geist in Mir, dem Christus, dem Erlöser der Menschheit, der das Wort, diese Offenbarung, ist.

Aus dem Geiste des ewigen Vaters entstanden die reinen Himmel, die himmlischen Wesen und die geistigen Naturreiche.

Gott schuf den Himmel. Die Erde und alle teil- und vollmateriellen Sonnen und Welten gingen aus dem Fall hervor.

Die verdichteten Formen sind verdichteter Geist.

Gott ließ aus Liebe zu Seinen Fallkindern die Verdichtung des reinen Geistes zu, um den Abtrünnigen Wohnung, Nahrung und alles, was der menschliche Körper – das Haus der Seele – benötigt, zu gewähren. Deshalb heißt es: Gott schuf den Himmel und diese Erde.

Der Geistkörper – in seiner belasteten Form „Seele“ genannt – kommt aus den ewigen Himmeln, dem Gesetz, Gott. Er besitzt alle geistigen Substanzen der Unendlichkeit und ist daher ein Mikrokosmos im Makrokosmos, ein Wesen aus der Ewigkeit. Er ist deshalb auch von Ewigkeit zu Ewigkeit – also unvergänglich.

Der irdische Körper, der Mensch – das Haus der Seele – ist von der Erde und besitzt auch nur die Substanzen dieser Erde. Daher ist er, wie die Erde selbst, nur begrenzt lebensfähig. Die Materie ist grobstofflich und in ihren Formen relativ und vergänglich.

Der irdische Leib, die grobstoffliche Hülle, der Mensch, das Haus der Seele, ist nur durch den ewigen Geist, Gott, lebensfähig. Der Geist, Gott, ist das Leben in allen feinstofflichen und grobstofflichen Seinsformen.

Ohne den Geist, Gott, das Leben, kann keine Form existieren. Das Leben offenbart sich in vielfältigen Formen, sowohl in den Wesen der Himmel wie auch in Seelen und Menschen, in Mineral-, Pflanzen- und Tierreichen.

Alles Leben ist die Offenbarung Gottes.

Der Geist, Gott, wird auch die Urenergie genannt, da Gott urewig ist. Sein Wirken ist unbegrenzt. Der Geist, Gott, ist allgegenwärtig – unerfaßbar und ewig schöpferisch.

Die reinen geistigen Wesen und Formen sind der Ausdruck des ewigen Geistes – die materiellen werden von Ihm erhalten

Der Schöpfergeist, Gott, die Urenergie, brachte und bringt die geistigen Formen hervor, die auch die reinen Seinsformen genannt werden.

Die Himmel mit ihren reinen Wesen und geistigen Formen sind der Ausdruck des Ewigen. Alle materiellen Formen werden vom ewigen Geist, dem göttlichen Ätherstrom, erhalten.

Sämtliche geistigen Formen besitzen den vollentwickelten Wesenskern oder Wesenskeim. Beide sind

„Schaltstellen“ für den einfließenden göttlichen Strom, die göttliche Energie, auch Ätherstrom genannt.

Der in den himmlischen Mineralien, Pflanzen und Tieren erst teilweise entfaltete Wesenskeim entwickelt sich hin bis zum vollkommenen Wesenskern, der in den reinen Geistwesen voll entwickelt und aktiv ist.

Das reine Geistwesen ist sodann als geistige Form das Absolute Gesetz selbst.

Die Seele ist ebenfalls ein reines geistiges Gebilde – nur von Hüllen umgeben, welche die Belastungen widerspiegeln, die von den Partikeln des Geistleibes aufgenommen wurden. Wenn die Seele ihre Kleider, die Hüllen, ihre Belastungen, abgelegt hat, dann ist sie wieder zum reinen Geistwesen, zum komprimierten ewigen Gesetz geworden. Es kehrt wieder zurück ins Vaterhaus. Auch im Zustand der Einverleibung wird der Geistkörper Seele genannt.

Der Mensch besteht daher aus einer Drei-Einheit: aus Geist – auch Urenergie genannt –, Seele und dem grobstofflichen Körper. Diese Drei-Einheit wird Mensch genannt.

Der Geistleib ist in seinem belasteten Zustand von sieben ätherischen Grundhüllen umgeben. Sie spiegeln die Belastungen der Seele wider und zeichnen und prägen den Menschen. Da sich jede Grundhülle in jeder anderen widerspiegelt, ergeben sich sieben mal sieben Spektren der Seele. Jede Belastung hat ihre Farbe und ihren Klang im Orchester des Satanischen.

Die Belastungen – die Farben und Töne – prägen und zeichnen also den physischen Körper. Der Mensch ist somit der Ausdruck, die Ausstrahlung der Seele. Er ist Klang und Melodie – entsprechend seinem Bewußtseinsstand, seiner Belastung.

Das reine Sein, die ewigen Himmel, besteht, wie alles in der Unendlichkeit, aus geistigen Atomen. Die Materie besteht aus materiellen Atomen und Molekülen. Alles Sein – sowohl das rein geistige wie auch das teilmaterielle, das materielle und die Reinigungsbereiche – wird vom ewigen Geist, der Urenergie, über den Kern der geistigen und materiellen Atome beatmet, das heißt mit Lebenskraft versorgt. Auf diese Weise werden auch alle Lebensformen zusammengehalten.

Das ehemalige Geistwesen, als Seele in die Hülle „Mensch" eingekleidet, hat seine ehemals feinen Ätherschwingungen zuerst durch das Ansinnen, sein zu wollen wie Gott, heruntertransformiert. In der allmählichen Umhüllung und Verdichtung hin bis zum Menschen transformierte das umhüllte Geistwesen – und dann auch noch der Mensch – die göttlichen Kräfte mehr und mehr herunter, durch immer weiter fortgesetztes gesetzwidriges Empfinden, Denken, Sprechen und Handeln. Die feinsten Ätherströme wurden immer gröber und wurden zuletzt zur Grobstofflichkeit, zur Materie. Auf diese Weise entstand in Jahrmilliarden die Materie.

Als der Ewige, auch Allgeist genannt, das All belebte und die reinen geistigen Sonnen, Welten und Geistwesen schuf, schenkte Er den Geistwesen, Seinen Kindern, Sein Erbe als Essenz. Das heißt: Jedes Geistwesen der Himmel ist das Gesetz und hat somit als Essenz die Unendlichkeit in sich in seiner geistig-atomaren Struktur.

Dadurch bleiben die Geistwesen im Einheitsbewußtsein, in Gott. Sie empfinden und handeln aus dem Gesetz, Gott, heraus. Was sie empfinden, ist Gottes Urempfindung. Was sie vollbringen, ist Gottes Tat.

Auf diese Weise sind sie beständig eins mit Gott. Gott lebt durch sie, und sie leben das Gesetz, Gott. Dadurch sind sie des Vaters Ebenbilder, Gottes Ausdruck.

Gleiches zieht Gleiches an – Ungleiches stößt sich ab: Die Fallwesen trennten sich selbst vom Einheitsbewußtsein. Teile der geistigen Planeten wurden abgesprengt

Durch das Fallgeschehen trennten sich viele Geistwesen von dem Einheitsbewußtsein, weil sie wie Gott selbst sein wollten: allgegenwärtiger Geist.

Das Fallgeschehen hatte weit größere Ausmaße und Auswirkungen, als sich die ersten Fallkinder vorstellen konnten:

Durch die rebellierenden Geistwesen, die Dissonanzen schufen und sich selbst damit infizierten, wurden auch Teile von geistigen Planeten erfaßt, also infiziert, auf denen diese Geistwesen und Fallwesen ihre himmlischen Wohnstätten hatten. Teile von geistigen Gestirnen veränderten ihre Frequenzen und begannen zu taumeln. Die Turbulenzen bewirkten, daß diese Teile von den geistigen Planeten abgesprengt und in das All geschleudert wurden und sich in lichtärmeren Zonen formierten.

Das ewige Gesetz gilt sowohl im Himmel wie auch auf Erden. Wer sich von der All-Einheit, von dem Urleben, das Liebe ist, trennt, der fällt in turbulenzartige Zustände, in einen disharmonischen Rhythmus, und kann mit dem göttlichen Rhythmus, mit der Allharmonie, nicht verbunden bleiben.

Die Geistwesen, die sich gegen das Urprinzip aufgelehnt hatten - die nun Fallwesen geworden waren –, konnten von dem harmonisch ausgewogenen Teil des geistigen Planeten, der vom ewigen Gesetz durchstrahlt blieb, nicht mehr gehalten werden. Da die Fallwesen sich mit ihrer eigenen gesetzwidrigen Empfindung umhüllten, wurden sie von den gesetzmäßigen Teilen der geistigen Planeten nicht mehr angezogen. Das ewige Gesetz lautet: Gleiches zieht Gleiches an, Ungleiches stößt sich ab.

Durch den Willen Gottes, den ein Gesetzesfürst vertritt, wurden sodann die Fallwesen aus den reinen Himmeln hinausgeleitet, dorthin, wo sich inzwischen die abgesplitterten Planetenteile formiert hatten. Die Planetenteile zogen sodann diejenigen Geistwesen an, die ihren Frequenzen entsprachen. Die nun erfolgenden Lichtveränderungen, die zu weiterer Verdichtung und zum tieferen Fall führten, ergaben die Vorbereitungsebenen, die teilmateriellen Welten, die Reinigungsbereiche und die Vollmaterie.

Im reinen Sein gibt es keine Schatten – alle reinen Formen leuchten selbsttätig. „Wesenskeim" und „Wesenskern", die Schaltstellen in den geistigen Atomen

Gott ist Liebe und reines Leben.

Die reine Schöpfung ist formgewordene geistige Energie.

Die rein geistigen Formen – die Geistwesen, Tiere, Pflanzen, Mineralien, Sonnen und Welten der Himmel – sind rein feinstoffliche Gebilde und werden vom Urlicht über die Prismensonnen, die Ausdruck der Wesenheiten und Eigenschaften Gottes sind, durchstrahlt. Sie sind eingebettet in den alles durchdringenden ewigen Strom, in das Gesetz, den Geist, Gott.

Daher gibt es im reinen Sein keine Schatten. Alles ist Licht. Sämtliche reinen Formen sind ebenso selbsttätig leuchtend. Das geschieht wie folgt:

In jedem geistigen Atom befindet sich eine Schaltstelle, ein „Wesenskeim", durch den die Allkraft, der Geist Gottes, in die geistigen Formen strömt. Diese Schaltstelle, der Wesenskeim, baut sich allmählich zum „Wesenskern" auf.

Der Wesenskeim entspricht dem jeweiligen Entwicklungsstand einer geistigen Form. Der Wesenskern ist eine *vollkommene* Schaltstelle. Er ist nur in den geistigen Atomen der reinen Geistwesen. Alle anderen Schaltstellen, also Wesenskeime, reflektieren die strömende Energie, Gott, in dem Maße, wie die geistige Form entwickelt ist. Über die Schaltstelle, den Wesenskeim oder Wesenskern in den geistigen Atomen, beginnt jede Form – entsprechend ihrer Entwicklung –, selbsttätig zu leuchten.

Die Urzentralsonne, das Hoheitsgestirn des ewigen Vaters, strahlt über die Wesenheits- und Eigenschaftssonnen – die auch Prismensonnen oder zweite Ursonnen genannt werden – in die Wesenskeime der geistigen Atome in den himmlischen Mineral-, Pflanzen- und Tierreichen oder in den Wesenskern der Geistwesen. Wesenskeim und Wesenskern beginnen sodann, aktiv zu werden, und strahlen das aus, was in ihnen entwickelt ist: Der Wesenskeim den jeweils entwickelten Zustand der Form, der Wesenskern die Mentalität des Geistwesens.

Jede Strahlung ist auch Farbe und Klang.

Alles zusammen ist sodann die reine Symphonie, Gott – auch das göttliche Orchester oder die himmlische Sphärenmusik genannt.

Da alles von innen nach außen leuchtet, gibt es keine Schatten.

Alles Ungesetzmäßige, Niedere, muß sich zur Allharmonie, Gott, zurückentwickeln

Die Fallreiche – die Vorbereitungsebenen und die Reinigungsebenen für die entkörperten Seelen und die Materie – entstanden durch das Fallgeschehen, weil sich Teile von geistigen Planeten durch das Fehlverhalten der Geistwesen in ihrem Rhythmus und Klang verändert hatten. Die weitere Umhüllung und Verdichtung dieser Teilplaneten entstand durch immer größere Gesetzesverstöße der Geistwesen in Empfinden, Denken und Handeln. Die Hüllen, die Verdichtungen dieser Teilplaneten, sind formgewordene Gedanken.

Alles Ungesetzmäßige, Niedere, muß sich wieder zum Höchsten und Reinen hin zurückentwickeln, von der Gedankenschwingung des Ichs hin zur Allharmonie, Gott. Die Evolution der Seele hin zu Gott, der Allharmonie, erfolgt durch Mich, Christus, den Erlöser aller Menschen und Seelen. Die Umwandlung der Teilplaneten erfolgt durch die Urkraft, durch das „Es Werde".

In dieser Offenbarung gebe Ich einen Überblick, wie der Fall zustande kam, wie die ersten Ursachen geschaffen wurden, die sodann weitere Ursachen und Wirkungen nach sich zogen; denn dadurch entstanden das Leid, die Not und die Krankheit.

Zugleich jedoch gebe Ich Einblicke in die ewigen Gesetze Meines Vaters und zeige – oftmals durch Wiederholungen –, wie der Mensch Ursachen verhindern oder rechtzeitig beheben kann, bevor sie wirksam werden: Ich zeige, wie durch das Verhalten des einzelnen Wirkungen gelindert oder aufgehoben werden können.

Die Urenergie, Gott – das Vater-Mutter-Prinzip –, die sieben Grundkräfte Gottes

Ich beginne nun mit der kurzen Darlegung, wie es zum ersten Fallgedanken kam: sein zu wollen wie Gott.

Bevor der Geist, Gott, die Unendlichkeit mit geistigen Lichtformen, geistigen Gestirnen, geistigen Wesen, Tieren, Pflanzen und Mineralien belebte, leuchtete Sein heiliges Urlicht, der Geist, in der Unendlichkeit. Solange diese formgewordenen geistigen Energien, die himmlischen Planeten, Geistwesen, Tiere, Pflanzen und Mineralien, noch nicht bestanden, war die Urenergie, das Licht, Gott, nur in geringer Bewegung. Es leuchtete.

In einem in der Urenergie selbst vorgegebenen Zyklus begann das Urlicht, die Urenergie, sich intensiver zu bewegen. Die Bewegung besagt, daß sich etwas vollziehen möchte. Das Urlicht wurde in den schöpferischen Anlagen – es sind die vier Wesenheiten Gottes – aktiver: das Urlicht wollte sich nun selbst Form geben.

Der aktive Teil der schöpferischen Energie wirkte stärker auf die noch geringer aktive Energie ein.

Dadurch ergab sich allmählich eine zunehmende Wechselwirkung, aus der weitere Energien hervorgingen.

Aus den vorhandenen geistigen Atomen gingen wieder weitere geistige Atome hervor. Auf diese Weise vermehrte sich die Energie.

Das bedeutet: Zuerst wurden die vier Wesenheiten Gottes aktiver; diese regten sodann die drei Eigenschaften Gottes zur erhöhten Aktivität an.

Als die sieben Grundkräfte aktiv waren, nahm die Ursubstanz die Umschichtung der Energie vor. Bisher bestand sie zur Hälfte aus positiver und zur Hälfte aus negativer Kraft. Die Umschichtung führte zur Bildung von zwei Dritteln positiver und einem Drittel negativer Kraft. Daraus ergab sich das Vater-Mutter-Prinzip und damit die schöpferische und die erhaltende Energie.

Der Vorgang der Umschichtung war in den beiden gleichen Urteilchen mit halb positiver und halb negativer Kraft vorgegeben, denn auch in diesen kosmischen Energieträgern war die gesamte Schöpfung als Bewegung, Dynamik, Aktivität und Evolution enthalten. Infolgedessen mußte die Umschichtung in zwei Drittel positive und ein Drittel negative Kraft sein, um eine dynamische Bewegung zu erreichen, die nun den Rhythmus der Unendlichkeit bestimmt und die formenden und schaffenden Kräfte in der Unendlichkeit strömen läßt.

Ich wiederhole: Die Umschichtung der Kräfte war als Triebkraft für die Schöpfung mit ihrer Bewegung, Aktivität und Evolution des Universums notwendig, weil zwischen gleichschwingenden Polen nur geringe Bewegung möglich ist.

Der Vater-Mutter-Geist ist das gebende und empfangende Prinzip in einem. Die zwei Drittel positive Kraft, das Väterliche, sind das gebende Prinzip. Das eine Drittel negativer Kraft, das Mütterliche, ist das empfangende Prinzip. Die Wechselwirkung dieser Kräfte ergibt den Liebestrom. In den Urkräften verstärkte sich der Liebestrom und begann - zuerst in sich selbst - die Schöpfung in Gestalt und Form vorzubereiten.

Die sieben Grundkräfte Gottes werden auch wie folgt genannt: Die ersten vier Grundkräfte sind die Wesenheiten Gottes, die schöpferischen Kräfte. Die weiteren drei Grundkräfte sind die drei Eigenschaften Gottes; es sind die Kindschaftskräfte, welche die - in den himmlischen Mineral-, Pflanzen- und Tierreichen - entwickelten und formgewordenen Naturwesen zur Kindschaft erheben.

Die Unendlichkeit ist in beständiger Ausdehnung und Evolution

Die ganze Unendlichkeit ist ein sich potenzierendes Perpetuum mobile: Die Urzentralsonne, die aus zwei Dritteln positiver und einem Drittel negativer Urkraft besteht, strömt ihre Energien über die sieben Prismensonnen in das All. Dort werden die Urkräfte von den Geistwesen, den geistigen Mineralien, Pflanzen, Tieren, Naturwesen und Gestirnen aufgenommen.

Die Urkraft ist Harmonie und beständige Bewegung. Alles, was sie voll durchdringen kann, bleibt in Harmonie. Alles Reine ist dadurch in beständigem Gleichklang und in Bewegung.

Da jede Bewegung wiederum Energie erzeugt, fließt mehr Energie in die Urmasse zurück, als sie abgibt. Das bewirkt, daß sich die Wechselwirkung zwischen der positiven und negativen Kraft in der Urzentralsonne verstärkt. Denn: Aus der Unendlichkeit fließen die sieben mal sieben Kräfte wieder in der Urzentralsonne zusammen und werden ein Strom, die Allkraft. Diese strömt sodann wieder in die sieben Prismensonnen, in die Wesenheits- und Eigenschaftssonnen; durch diese wird sie in die Spektrallichter der Unendlichkeit zerlegt und wiederum in das All ausgeströmt. Dadurch sind beständig sämtliche Gestirne, Geistwesen, Naturreiche, Seelen und Menschen in Bewegung. Nach einem vorgegebenen Zyklus wird sodann erneut ein Teil der Energie von der Urzentralsonne zurückgenommen, wird dort potenziert und fließt wieder als ein Strom, die Allkraft, über die Prismensonnen in die Unendlichkeit. Auf diese Weise empfangen auch die Reinigungsebenen, die teil- und vollmateriellen Welten, die Urkraft, den Heiligen Geist, entsprechend ihrer geistigen Entwicklung, ihrem vorhandenen Geistpotential.

Entstehung der vollkommenen Schöpfung mit den reinen Seinsformen nach einigen Vorschöpfungen

Das göttliche Prinzip, das Gebende und das Empfangende, ist das sich potenzierende Perpetuum mobile. Dadurch ist auch die Unendlichkeit in beständiger Ausdehnung und Evolution begriffen.

Zu Beginn der Schöpfung fand dies im Kleinen statt. Durch das ständige Ein- und Ausatmen der Urenergie bewirkte und bewirkt der Geist die fortwährende Ausdehnung der Unendlichkeit und die Evolution der Wesensformen. Auf diese Weise entstand die vollkommene Schöpfung der himmlischen Welten.

Durch die erhöhte Bewegung der beiden gleichen Pole in der Urzentralsonne und durch die Umgestaltung der Urenergie in zwei Drittel positive und ein Drittel negative Kraft vermehrte sich die Urenergie. Davon ließ der Allgeist immer wieder einen Teil in das All strömen und begann, mit diesem Lichtäther zu „modellieren". Es bedurfte einiger Vorschöpfungen, bis das „Modell" voll entwickelt war und der Allgeist, der sodann auch Vater-Mutter-Gott war, Seinem Modell volles Leben verlieh.

Durch das immer wieder verstärkte Hinauspulsieren der Urkraft in das All entstanden dort turbulenzartige Bewegungen. Der Urzentralsonne, dem Urlicht, entströmt der Lichtäther, die formende Geistmasse. Einen Teil des Lichtäthers nahm der Allgeist zum Modellieren, ein Teil des Lichtäthers wurde als Schöpfungs- und Formungskraft ausgeströmt. Diese Schöpfungs- und Formungskraft des Lichtäthers ist keine allgegenwärtige Kraft, sondern Energie zur geistigen Formgebung.

Durch die verstärkte Aktivität der beiden gleichen Urteilchen entstand ein immer höheres Potential an Energie. Während der Vorschöpfungen, in denen der Geist im Lichtäther alles in Harmonie und Gleichklang brachte, erfolgte die Umschichtung in zwei Drittel positiver und ein Drittel negativer Energie. Gleichzeitig ließ der Allgeist – die Intelligenz, die Urenergie – bewußt einen Anteil der negativen Urenergie in das All zum formenden Lichtäther strömen. Im formenden Lichtäther befand sich nun ein Teil der höchsten Lichtintensität der negativen Urkraft. Dieser Anteil allgegenwärtiger negativer Kraft gab den Anlaß zum Fall.

Die Geistwesen anerkannten das einzige allgegenwärtige Urprinzip, den Vater-Mutter-Gott, und wurden dadurch zu Seinen Kindern und Ebenbildern

Von dieser allgegenwärtigen negativen Urkraft bekam bei der vollkommenen Schöpfung jedes geschaffene und gezeugte Geistwesen ein Quantum. Die ersten geschaffenen und gezeugten Geistwesen erhielten mehr als die nach ihnen gezeugten, weil die ersten Geistwesen die größere Strahlkraft besaßen und besitzen.

Die ersten Geistwesen nahmen die allgegenwärtige negative Kraft an. Dadurch wurden sie Geist aus Seinem Geiste. Es oblag ihnen jedoch, diesen Teil negativer allgegenwärtiger Kraft in sich aufzunehmen und ihn freiwillig zu Schaffungs- und Formungsenergie umzuwandeln und sich als Kind Gottes in den Urstrom einzubringen. Dadurch traten sie freiwillig den Allgegenwartsanspruch ab und erkannten die alleinige Allgegenwart des Vater-Mutter-Gottes an, des Schöpfers der Unendlichkeit, der sie geschaut, geschaffen und auch in der geistigen Zeugung zur Vollendung gebracht hatte. Dadurch nahmen die Geistwesen die Kindschaft an und aktivierten in sich die Kindschaftseigenschaften Geduld, Liebe und Barmherzigkeit. Zugleich erkannten sie die Urenergie, den Vater-Mutter-Gott, als das einzige allgegenwärtige Urprinzip an.

Auf diese Weise entstand das Vater-Kind-Verhältnis. Sie wurden die Ebenbilder des Vaters in Form und Gestalt. Mit ihrem Lichtpotential waren und sind sie jedoch nicht allgegenwärtig – nur allbewußt. Das heißt: sie können im Bewußtsein alles schauen, erfassen und sich da- und dorthin bewegen. Das bedeutet: Sie sind frei in der ganzen Unendlichkeit.

Wie Ich schon kurz offenbarte, entstand das Vater-Mutter-Prinzip durch mehrere Vorschöpfungen, die Anläufe zur Vollschöpfung waren. Der Lichtäther – strömende Energie – mußte sich allmählich in die formgewordene Energie einfinden. Das geschah durch die Vorschöpfungen.

Die Umschichtung der halb positiven und halb negativen Urkraft in zwei Drittel positiver und ein Drittel negativer Kraft vollzog sich in Äonen. In diesen atmete der Allgeist immer wieder aus, modellierte den Lichtäther und atmete ihn wieder ein, bis die Schöpfung ausgegoren war und sich der Urharmonie anglich, der Schau des Allgeistes.

Durch das „Weben und Flechten" des Vater-Mutter-Gottes, durch die Umschichtung eines Teiles negativer Urenergie – wobei sich durch den innerhalb und außerhalb des Urlichts strömenden Äther unvorstellbare Bewegung entwickelte – entstand auch die Polarität. Sie ging aus dem Vater-Mutter-Prinzip, dem Gebenden und Empfangenden, hervor. Der Vater, die zwei Drittel positive Kraft, ist das gebende Prinzip. Die Mutter, das eine Drittel negative Kraft, ist das empfangende Prinzip. Deshalb ist der Vater-Mutter-Gott in der einen Energie, der Urenergie, in der allgegenwärtigen Kraft.

Den unentschlossenen Wesen ließ der Allgeist über Äonen hinweg den freien Willen zur Entscheidung

Die von Gott geschaffenen Wesen und die ersten Zeugungen sollten sich freiwillig als Kinder des Vater-Mutter-Gottes einbringen, um so Ebenbilder des Vaters zu werden, die frei und unabhängig sind, jedoch nicht allgegenwärtig.

Die ersten höchsten Lichtintensitäten, die ersten geschaffenen und gezeugten Kinder, nahmen es – bis auf wenige – an, ein Wesen der Absolutheit zu sein, jedoch nicht allgegenwärtig. All jene Wesen, die diesen Schritt hin zur Kindschaft noch nicht zu tun vermochten, nahm der Allgeist, der Vater-Mutter-Gott, wohl in Seinem Liebestrom an – doch als Erben der Unendlichkeit noch nicht auf. Er ließ ihnen die Freiheit und Äonen zur Entscheidung.

Allen jenen jedoch, die Ihn als das eine allgegenwärtige Vater-Mutter-Prinzip an- und aufnahmen, verlieh Er bewußt den freien Willen und setzte sie als Erben der Unendlichkeit ein. Auch den noch unentschlossenen Wesen ließ Er, über Äonen hinweg, den freien Willen zur Entscheidung – jedoch noch nicht das Erbe, bewußte Kinder der Unendlichkeit zu sein.

Trotz der Unschlüssigkeit einiger Wesen bevölkerte sich die immer größer werdende Schöpfung mit Lichtwesen durch geistige Zeugung. Jedes Wesen hatte ein Quantum allgegenwärtiger Energie in sich, das es freiwillig umwandeln und sich als Kind in den Urstrom einbringen sollte. Darin lag die Anerkenntnis und Annahme des Vater-Mutter-Geistes als Einheit und einzige allgegenwärtige Kraft. Ein großer Teil der Geistwesen männlichen und weiblichen Prinzips nahm die Kindschaft und Polarität an. In den noch unentschlossenen Geistwesen lag das Quantum allgegenwärtiger negativer Kraft weitgehend latent.

Der Vater-Mutter-Gott nahm alle geschaffenen und gezeugten Kinder in der Kindschaft an – doch in die sieben Grundkräfte nahm Er nur jene auf, die das Quantum negativer allgegenwärtiger Urkraft in die Kindschaftskräfte Geduld, Liebe und Barmherzigkeit eingebracht hatten. Dadurch wurden diese willensfrei und konnten jede kosmische Energie ihr Eigen nennen und gesetzmäßig gebrauchen.

Die Manifestation der allgegenwärtigen Urkraft, der Vater Ur oder Gott-Vater – Sein Geistdual, das höchste weibliche Prinzip

Auch in den Vorschöpfungen gab sich der Allgeist schon die Form. Aus einem Teil des Lichtäthers entstanden – in der Vorschöpfung – die angedeutete Form des Vaters und die angedeutete Form der Mutter. In den Vorschöpfungen bestanden also nur die andeutungsweise Form des Vaters und die andeutungsweise Form der Mutter, also zwei noch nicht vollkommen modellierte geistige Gestalten.

Auch die geistigen Tier- und Pflanzenwelten waren in den Vorschöpfungen noch nicht vollkommen ausgegorene Formen. Da jedoch der Allgeist die Vormodelle, die angedeuteten, noch nicht vollkommenen Formen, immer wieder einatmete, bis sie absolut waren – ging auch die andeutungsweise Form der Mutter wieder in die allgegenwärtige Urenergie zurück.

Bei der absoluten Schöpfung aber war und ist die allgegenwärtige Urkraft das Vater- und Mutter-Prinzip in einem.

Die Manifestation, der ewige himmlische Vater, der Vater Ur, ist der Vater aller Kinder. Er ist somit das einzige Wesen, das sich in Seiner Strahlung mit dem allgegenwärtigen Gesetz vereint und zugleich, im allgegenwärtigen ewigen Gesetz, die beiden Pole Vater-Mutter vereint. Der ewige Vater wird der Vater Ur genannt, weil Er die Urkräfte, das Vater-Mutter-Prinzip, in einem Wesen, im Vater Ur, vereint und vertritt.

Neben dem Vater Ur steht nicht die Ur-Mutter als Wesen, das ebenso den allgegenwärtigen negativen, also den mütterlichen Teil vertritt. An der Seite des Vaters Ur, der ebenso die allgegenwärtige negative Urkraft, den Muttergeist, in sich birgt und ausstrahlt, steht Sein Dual. Sein Dual birgt in sich nicht die allgegenwärtige Kraft. In den Grundkräften des Geistes Geduld, Liebe und Barmherzigkeit ist es Kind, weil die drei Kindschaftseigenschaften die Kinder Gottes als Wesen prägen.

Die Mentalität, die Polarität und die Dualität, die gleichschwingenden Schaffungs-, Schöpfungs- und Zeugungskräfte

In der Schöpfung besteht die Mentalität, die Polarität und die Dualität. Gleichschwingende Kräfte ziehen einander an. Sowohl die Polarität als auch Mentalität und Dualität sind Kräfte, die gleichschwingende Energien anziehen, die sich sodann verbinden und – je nach ihrer Schwingungsart, ob Polarität, Mentalität oder Dualität – gemeinsam wirken. Aus der Dualität geht das geistige Kräftepotential für weitere Kinder der Himmel hervor. Die Duale, das positive und negative Prinzip, zeugen miteinander wieder geistige Kinder und sind für diese der väterliche und der mütterliche Aspekt. Doch über allem ist der Ur-Vater, die Manifestation, die in der allgegenwärtigen Gesetzesenergie, in der Urkraft, das Vater-Mutter-Prinzip verkörpert.

Die Manifestation des Vaters Ur nahm sich ebenfalls ein Dual, das allen weiblichen Geistwesen gleichgestellt war und ist, bis auf das Quantum negativer allgegenwärtiger Urkraft, wovon der Ur-Vater Seinem geschauten Geistdual mehr als allen anderen Geistkindern übertrug, da es Ihm schwingungs- und strahlungsmäßig gleichen mußte; denn: gleiches Kräftepotential zieht wieder gleiches Kräftepotential an. Gott-Vater, die Manifestation der Urkraft, der Ur-Vater also, hat das höchste Lichtpotential in der ganzen Unendlichkeit, mehr als alle Seine

Kinder, gleich, ob sie männliche oder weibliche Prinzipien sind.

Das Geistdual des Vaters Ur hatte gegenüber allen anderen Geistwesen keinen Vorteil. Auch das Dual des Ewigen, des Vaters Ur, mußte das ihm übertragene Quantum allgegenwärtiger negativer Urkraft umwandeln, das heißt einbringen, und sich in den drei Eigenschaften Geduld, Liebe und Barmherzigkeit als Kind unter den Kindern Gottes erweisen.

Kurze Zusammenfassung

Ich, Christus, der Erlöser, wiederhole zum besseren Verständnis ein weiteres Mal:

Der Ur-Vater atmete also dem erstgeschaffenen weiblichen Prinzip ein größeres Quantum allgegenwärtiger negativer Urkraft ein als allen anderen Geistwesen, auch als denen, die in der weiteren Folge des Schöpfungsgeschehens gezeugt wurden. Der erste weibliche Engel erhielt deshalb mehr allgegenwärtige negative Urkraft, damit er dadurch an die potenzierte Kraft des Vaters Ur angeglichen ist.

Hiermit ist das geistige Prinzip dargelegt: Gleiches zieht Gleiches an. Geistwesen, die in den sieben Grundkräften gleiche oder ähnliche Eignungen haben, die z.B. in der Grundkraft der Wesenheit des Willens gleichschwingende Aspekte, also Anlagen, haben – das heißt, die gleich viel potenzierte Energie aus der Grundkraft des Willens besitzen und sich dadurch stärker ergänzen –, werden in den geistigen Aufgaben miteinander für das Ganze wirken. Das ist die Polarität und Mentalität, die Anziehung und Kommunikation gleicher Kräfte.

Ergibt sich aus den insgesamt gleichschwingenden Kräften der Polarität und Mentalität eine Dualität, so wirken das männliche und weibliche Prinzip verstärkt zusammen und dennoch in der Einheit mit allen Wesen.

Der erstgeschaffene weibliche Engel nahm die Kindschaftsanteile, das Quantum allgegenwärtiger negativer Urkraft, wohl an, doch nicht in sich auf – da er seinen Anteil allgegenwärtiger Kraft in die strömende Allkraft, in den Vater-Mutter-Geist, nicht einbrachte. Er konnte nicht verschmerzen, daß er den allgegenwärtigen mütterlichen Teil nicht als Allgegenwart vertreten konnte.

Wer im Laufe des Schöpfungsgeschehens als Wesen seinen Teil negativer Urkraft in den Vater-Mutter-Strom einbrachte, der erlangte für alle Ewigkeit in der ganzen Unendlichkeit die absolute Willensfreiheit. Ihm ist alles bewußt. Kraft des Allbewußtseins kann sich das Geistwesen in allen Bereichen der Unendlichkeit bewegen. Es ist von keiner gesetzmäßigen Möglichkeit ausgeschlossen, weil es durch die Einbringung der allgegenwärtigen negativen Urkraft zum Gesetz selbst geworden ist.

Das Schaffungs-, Schöpfungs- und Zeugungsprinzip beinhaltet den freien Willen. Im Äonenlauf der Ewigkeit gab Gott den Seinen die Möglichkeit, den Teil negativer Urkraft in den allgegenwärtigen

Strom einzubringen. Obwohl das erste weibliche Prinzip den Teil negativer Urkraft noch nicht in den allgegenwärtigen Strom einbrachte, nahm der Vater Ur die erste und in der Strahlung schönste weibliche Schaffung zu Seinem Dual, um vorzuleben, was sich in der Schöpfung in allen Wesenheiten und Formen ausdrückt: Die Mentalität, Polarität und Dualität, die gleichschwingenden Schaffungs-, Schöpfungs- und Zeugungskräfte.

Wer das Gesetz ist, dem ist auch alles möglich. Er hat die Bewegungsfreiheit in der ganzen Unendlichkeit. Das Geistwesen schaut die himmlischen Ebenen mit ihren Gestirnen, Wesen und Naturreichen in sich und kann entweder in sich selbst in einer Ebene verweilen oder in einer Schnelligkeit dort sein, die mit menschlichen Worten nicht darzulegen ist.

Gott übertrug dem erstgeschauten Sohn einen Teil Seiner positiven Urkraft und setzte Ihn zum Mitregenten ein. Das Geistdual fühlte sich benachteiligt

Als Gott-Vater Seinem erstgeschauten, zum Teil geschaffenen und gezeugten Sohn einen Teil der allgegenwärtigen positiven Urkraft übertrug und Ihn nach dem ewigen Gesetz als Mitregenten der Himmel einsetzte, begann im ersten weiblichen Prinzip das zum Teil latent liegende Quantum allgegenwärtiger negativer Urkraft aktiv zu werden.

Das Geistdual des Vaters Ur wollte auch wie Gott sein, in der strömenden Energie allgegenwärtig, so, wie der erste Sohn in den vier Wesenheiten Gottes mit allgegenwärtig ist.

Das erste weibliche Prinzip erkannte nun immer mehr, daß es als Kind, als Tochter, und Dual, allen Söhnen und Töchtern und weiblichen Dualen gleichgestellt ist – nur mit der einen Ausnahme, daß es eine höhere Lichtintensität besaß als alle anderen weiblichen Prinzipien.

Im höchsten weiblichen Wesen reifte immer mehr die negative Empfindung, wie Gott sein zu wollen. Das höchste weibliche Wesen wollte das Quantum allgegenwärtiger negativer Urkraft nicht in die Kindschaftseigenschaften einbringen, denn es sah in dem einen Teil allgegenwärtiger negativer Urkraft die Möglichkeit, wieder im göttlichen, allgegenwärtigen Strom allgegenwärtig zu werden. Es wollte als weibliches Prinzip dem Erstgeschauten, dem Mitregenten, gleich sein. Der weibliche Engel fühlte sich also benachteiligt, da sein ehemaliges, jetzt manifestiertes Kräftepotential, das es zur Kindschaft und Dualschaft umwandeln sollte und das einst Teil allgegenwärtiger Urkraft gewesen war, nicht mehr allgegenwärtig war.

Der höchste weibliche Engel lehnte sich gegen das Absolute Gesetz auf und gewann andere Geistwesen für sich. Er lehnte das Dual im Kindschaftsverhältnis ab

Die Enttäuschung, nicht mehr in der Allgegenwart sein zu können und – trotz seiner beharrlichen Bemühungen – darin nicht mehr aufgenommen zu werden, ließ im höchsten weiblichen Engel den Fallgedanken reifen. Er lehnte sich gegen das Absolute Gesetz auf. Vom Wunsche beseelt, mit seinem Erbteil allgegenwärtig zu sein, versuchte er, viele Geistwesen, sowohl männliche wie auch weibliche Prinzipien, für sein Vorhaben zu gewinnen. Das höchste weibliche Prinzip rührte in vielen Geistwesen der Himmel den Teil allgegenwärtiger negativer Urkraft an, insbesondere in denen, die nur bedingt oder noch nicht ins Kindschaftsverhältnis eingetreten waren. Aber auch in einigen der Geistwesen, die schon den Teil negativer Urkraft in den allgegenwärtigen Strom eingebracht hatten, rührte es den Fallgedanken an. Diejenigen Wesen, die sich vom ersten weiblichen Engel angesprochen und angerührt fühlten, teilten sodann seine Gesinnung und schlossen sich ihm, dem ersten weiblichen Prinzip, an.

Das erste weibliche Prinzip lehnte nach einem längeren Leben im Einklang mit den göttlichen Gesetzen in dem Karenzlauf der Äonen, in dem sie die negative Urkraft einbringen sollte, das Dual im Kindschaftsprinzip ab, da es wie Gott sein wollte, das heißt allgegenwärtig, in der positiven und negativen Kraft gleichschwingend.

Mit dieser Offenbarung von den anfänglich gleichen Kräften der halb positiven und halb negativen Urkraft bis hin zur Schaffung der ewigen Seinsformen gab Ich, der Geist der Wahrheit, nur einen kurzen Einblick, damit der Mensch das Gesetz von Ursache und Wirkung, von Saat und Ernte, besser zu verstehen lernt und der Wahrheitssucher erfährt und erkennt, weshalb es zum Fall kam und weshalb der erste weibliche Engel den Teil allgegenwärtiger negativer Urkraft wieder zurückholen wollte in die Allkraft, aus der er ausgeströmt war und zur formenden, schaffenden, schöpfenden, zeugenden und auch empfangenden Kraft wurde.

Christus verhinderte das Vorhaben der Fallwesen

Wäre dem ersten weiblichen Prinzip das Vorhaben gelungen, wie Gott zu sein, allgegenwärtig, dann hätten sich sämtliche geistigen Formen aufgelöst, weil der Teil negativer Kraft, der die Kindschaft beinhaltet, wieder in die Urkraft zurückgeflossen wäre. Die Auflösung aller geistigen Formen hätte das ursprüngliche Gleichheitsprinzip wieder hergestellt: halb positive und halb negative Kraft.

In den östlichen Lehren besteht teilweise heute noch dieser Gleichheitsgedanke (halb positive und halb negative Kraft), weil der endgültige Schöpfungsakt Gottes nicht in allen Einzelheiten bekannt ist. Deshalb können viele Menschen, insbesondere die des Ostens, den Mitregenten, Mich, Christus, nicht akzeptieren und somit auch nicht die Teilkraft der Urkraft, Mein Gott-Erbe, das die Erlösung aller Seelen ist. Somit besteht insbesondere im Osten noch heute die Ansicht von der Auflösung aller Formen.

Der Fall, auch Engelsturz genannt, ging aus diesem Schöpfungsgeschehen hervor und ist eine noch bestehende Turbulenz. Sie hat sich schwingungsmäßig so weit verdichtet, daß sie zu Feststoff wurde, Materie genannt.

Durch die Teilkraft der Urkraft, die Christuskraft, die Ich Bin, erlangen alle Seelen wieder die Reinheit und finden dadurch wieder zur göttlichen Einheit zurück, wobei Gott ihnen den freien Willen läßt.

Durch Mein aufgeteiltes Erbe, das als Funken in jeder Seele wirksam ist, wurde die Auflösung aller Formen verhindert. Ich, Christus, der Erlöser aller Seelen, werde durch Mein Erbe, die Teilkraft der Urkraft, die absolute kosmische Einheit wieder herstellen – entsprechend dem ewigen Schöpfungsplan.

Die Erlöserkraft schützt und hilft den willigen Seelen und Menschen auf dem Evolutionsweg zurück zu Gott

Die Teilkraft der Urkraft, die Christuskraft, ist in dem Gesetz von Ursache und Wirkung aktiv und wirkt so lange, bis alle Seelen das Rad der Wiederverkörperung verlassen haben. Die vier Reinigungsbereiche bilden das Rad der Wiedergeburt.

Durch die Verwirklichung der ewigen Gesetze beginnt der Evolutionsweg der Seele heraus aus dem Gesetz von Saat und Ernte.

In den einverleibten Seelen, in den Menschen, wirkt Meine Erlöserkraft stärker als in den entkörperten Seelen, die sich in den Stätten der Reinigung befinden. Die Gnade, die sich in Seele und Mensch ergießt, bietet zugleich der willigen Seele und dem nach Vollkommenheit strebenden Menschen Schutz. Der Schutz durch Meine vermehrte Gnade ist für den Gott Zustrebenden notwendig, insbesondere in der ersten Zeit, wenn der Gottwillige die ersten Schritte auf dem Weg der Evolution hin zu Gott vollzieht. Denn auf der Erde leben Menschen mit unterschiedlichen Bewußtseinsgraden auf engstem Raum zusammen, wodurch jedoch auch die Gefahr des Sich-Belastens sehr groß ist. Auf engstem Raum leben Menschen, die nach Reinheit und Keuschheit streben – und Menschen, die der Unsittlichkeit frönen, die Aggressionen aussenden und ihren Nächsten beschimpfen, wenn er nicht ausführt, was sie wollen.

Materie ist die Manifestation negativer Gedankenformen und, vom Geiste aus gesehen, Schein, das heißt vergänglich

Im Laufe der Jahrmillionen wurde die von den Fallwesen ausgehende Turbulenz immer dichter. Die gegensätzlichen Empfindungen und Gedanken, das Besitzen-, Sein- und Habenwollen nahmen und nehmen in Gestalt von verdichteter Strahlung, von Materie, Form an. Die stärkste Kristallisation, die Materie, ist nichts anderes als die Manifestation von Gedankenformen. Sie wurde hervorgerufen durch die falsche Empfindungs- und Gedankenwelt der Fallwesen – aber auch der Geistwesen, die ihren Brüdern und Schwestern, den Fallwesen, zu Hilfe eilen wollten und sich dann in der Materie verstrickten.

Die Materie, das Grobstoffliche, ist, vom Geiste aus gesehen, nur relativ und nicht Wirklichkeit. Sie ist Schein und nicht Sein.

Auch die teilmateriellen Welten und die Reinigungsebenen entstanden durch den Fallgedanken: wie Gott sein zu wollen, ohne göttlich zu sein.

Gott ist allgegenwärtig, und göttlich ist das Geistwesen, das durch sein hohes Bewußtsein alles in sich schaut und erlebt, was sich in der Unendlichkeit ereignet und zuträgt.

Christus gibt diese Offenbarung, um Seelen und Menschen zum Leben zu erwecken

Damit immer mehr Seelen und Menschen sich selbst erkennen und den Ursprung ihres Lebens erfahren und in sich erleben, offenbare Ich Mich, Christus, der Sohn des lebendigen ewigen Vaters, der Mitregent der Himmel, der Erlöser aller Seelen und Menschen. Damit Seelen und Menschen die Gesetze der Liebe und des Lebens richtig verstehen und annehmen lernen, gebe Ich immer tiefere Einblicke in das ewig waltende Gesetz, das Leben.

Auch diese Offenbarung aus Meinem Geiste soll wieder Einblicke in das Leben des Geistes geben – und vielen Seelen und Menschen zur inneren Freiheit und zu dem Leben im Geiste Meines und ihres Vaters verhelfen. Seelen und Menschen sollen sich der Kraft der Empfindungen, Gedanken, Worte und Handlungen bewußt werden, die ihr Leben gestalten, die sie frei machen können – oder ihnen Not, Elend, Sorge und Krankheit bringen, je nachdem, wie die Seele empfindet und der Mensch denkt und handelt.

Der Mensch ist der Erbauer und Gestalter seines eigenen Schicksals. Seine Empfindungen, Gedanken, Worte und Handlungen sind die Bausteine für ein glückliches Leben – oder für ein Leben in Not, Elend, Krankheit und Leid. Was sich in der Seele befindet, Licht oder Schatten, wird ihm in einem seiner Erdenleben offenbar.

Mein Offenbartes sollte dem Sinn nach erkannt und verstanden werden, damit die tiefen Weisheiten hervortreten, die viel mehr aussagen als der Buchstabe selbst. Das Wort als solches sagt wenig aus. Die Schwingung, die von Mir, dem ewigen Geist, in das Wort strömt, läßt die tiefen Weisheiten erkennen, die Wahrheit.

Was der Mensch aus Meinen Worten, die Schwingungen sind, zu erfassen und zu verstehen vermag, erweckt Seele und Mensch zum Leben in Mir, dem Geist. Der Mensch wird aufnahmebereit für die ewige Wahrheit; denn wer aus der Wahrheit ist, der kennt Meine Stimme.

Meine Schafe kennen Meine Stimme.

Das Universum gehört zur Einheit Gott und besteht, weil die Urenergie es beatmet und erhält. Die rein geistigen Wesen bestehen aus der Zwei-Einheit: Geist und Geistkörper – Der Mensch besteht aus der Drei-Einheit: Geist, Seele und Körper

Die Vielheit, die der Allmächtige im Ganzen geschaut und aus der Einheit hervorgebracht hat, bleibt, lebt und wirkt in der Einheit, im großen Ganzen.

Zu dieser Vielheit, die durch das Einheitsgesetz lebt und sich wieder im Ganzen erkennt und dort geborgen weiß, gehören alle Lebensformen: die ewige reine Schöpfung mit ihren himmlischen Naturreichen und mit den reinen himmlischen Wesen, den Geistwesen, wie auch die Teil- und Vollmaterie und die Reinigungsebenen mit ihren Wesen, Seelen und Menschen. Alles gehört zur Einheit Gott.

Durch die manifestierte Gedankenform, die materielle Hülle, den Menschen, entstand die Trinität Geist – Seele – Körper. Diese Trinität besteht nur dort, wo sich Teilseelen oder belastete Geistwesen, Seelen also, inkarniert haben, das heißt Tiere, die eine Teilseele besitzen, und Menschen, die alle eine ausgereifte Seele in sich als Lebensträger haben.

Was nicht inkarniert ist, was nicht in einer materiellen Hülle lebt, besteht nicht aus der Trinität. Steine und Pflanzen haben keine Seele. Sie werden durch göttliche Lebensstrahlen beseelt. Steine und Pflanzen werden Duo genannt. Sie bestehen aus dem Geiststrahl – oder den Geiststrahlen – und der Hülle, der äußeren Form.

Alle rein-geistigen Körper der Wesen der Himmel sind Duos. Sie sind eine Zwei-Einheit: Geist, das heißt fließende Gottesenergie, und formgewordene Energie.

Die Entwicklung des rein geistigen Leibes geschieht durch die Komprimierung des Äthers und Potenzierung der geistigen Form. Aus ihr ergab und ergibt sich allmählich eine geistige Partikelstruktur.

In den Welten der Himmel beginnt die Komprimierung und Potenzierung beim geistigen Mineral und setzt sich über die Pflanzen- und Tierreiche fort – bis die ausgewogene Form eines Naturwesens die Kindschaft Gottes erlangt: die rein geistige Form, den rein geistigen Leib, auch Ätherleib genannt. In ihm ist die Urkraft, das Leben, die Urenergie, auch Gottesenergie genannt.

Sowohl der Geistleib als auch der Mensch sind ohne die Urenergie, Gott, nicht lebensfähig. Ebenso können alle materiellen Lebensformen wie Steine, Pflanzen, Tiere und Menschen ohne die Urenergie nicht existieren.

Im rein geistigen Reich besteht die Zwei-Einheit, das Duo: Geist und Geistkörper. Der Mensch besteht aus der Drei-Einheit, auch Trinität genannt: Der Geist, die Urkraft, die Seele und der physische Leib.

Das gesamte Universum, das sichtbare und die unsichtbaren Universen, besteht, weil die Urenergie, Gott, es beatmet und erhält. Das Gesetz, die Liebe, besteht aus den vier Wesenheiten und drei Eigenschaften Gottes. Diese sieben göttlichen Grundkräfte sind das allerhaltende Prinzip, auch die Urenergie Gott oder der Heilige Geist genannt.

Alle reinen Geistformen sind die Essenz aus der Urenergie und besitzen in sich sämtliche Kräfte der Unendlichkeit. Alles ist Geist aus Seinem Geiste. Das ewig erhaltende Prinzip, der Heilige Geist, wirkt durch die geschaffenen Formen, durch den Ätherleib und durch alles Sein.

Der Fallgedanke transformierte einen Teil der formgewordenen Urenergie, Teile von geistigen Planeten und mit ihnen die Kollektive der Steine, Pflanzen und Tiere, herunter. Die Umgestaltung von höchster Energie in niedere Schwingung, in Materie, bewirkte im Laufe der Zeit, in der weitere Gegensätzlichkeiten folgten, das Gesetz von Ursache und Wirkung, das Gesetz von Saat und Ernte, auch Kausalgesetz genannt.

Als sich allmählich die Umhüllung des Geistleibes, der Mensch, bildete, entstand die Trinität: Der Geist Gottes im Ätherleib, nun Seele genannt, und die Umhüllung, der Mensch; also Geist, Seele, Mensch.

Die Umhüllung des Geistes und der Seele, der Mensch, ist zeitlich bedingt – und daher vergänglich. Alles, was nicht rein feinstofflicher Struktur ist, hat auf die Dauer keinen Bestand.

Jedes Wesen „sieht" nur, was seinem Bewußtsein entspricht. Für das reine Wesen ist alles offen und klar. Bewußtseinserweiterung. Einblicke in höhere Sphären

Alles Sein beruht auf Energie, auf Strahlung, auf Schwingung. Die reinen Himmel mit den reinen Geistwesen und den geistigen Mineral-, Pflanzen- und Tierreichen, die Materie mit ihren Formen und Menschen, die teilmateriellen Bereiche mit ihren teilmateriellen Wesen und Lebensformen, die Reinigungsebenen mit ihren Seelen: alles ist Schwingung.

Die reinen Geistwesen haben Einblick in alle Bereiche sowohl der reinen Himmel wie auch der Seelenreiche und der Vollmaterie. Alle anderen Wesen, wie z.B. die Seelen in den Reinigungsebenen, haben nur so weit Einblick, wie es der Entwicklung ihres Bewußtseins entspricht.

Menschen, die ganz auf die Materie bezogen sind, sehen nur die Materie und ihresgleichen. Menschen, die das Reich Gottes in sich suchen und erschließen und sich geistig, also schwingungsmäßig, über die vier Reinigungsebenen erhoben haben, erkennen und schauen in sich die wahren Gesetze; sie haben Einblick in das, was sich hinter der Materie und den Reinigungsebenen vollzieht. Sie sind zur Sohn- und Tochterschaft im Geiste der Unendlichkeit erwacht.

Hat also die Seele im Menschen diese Bewußtseinserweiterung erreicht und die vier Reinigungsebenen durchschritten, ist also ihr Bewußtsein in der Kindschaft Gottes, dann wird der Seele und dem Menschen das offenbar, was hinter der Materie ist: die Wirkungsweise und das Leben des Geistes.

Die reinen Formen sind selbsttätig leuchtend. Sie werden nicht von einer Sonne angestrahlt wie der Mensch. Die Urkraft strahlt in ihr Inneres hinein und durch sie hindurch.

Das materielle Universum dagegen und somit auch der physische Leib werden von außen, von Sonnen und Planeten, angestrahlt, also nicht durchstrahlt. Dadurch erst wird die Materie sichtbar. Würde das Licht Körper und Gegenstände nicht anstrahlen, so gäbe es keine Reflexe, und das Gegenständliche wäre nicht sichtbar. Eine entkörperte Seele kann nur jene Bereiche wahrnehmen und in ihnen leben, die sie in sich selbst als Licht und Kraft aktiviert hat.

Sowohl in der Seele als auch im Menschen wird also nur so viel wahrnehmbar, was sie an Licht und Kraft aktiviert haben. Was eine Seele auf ihrer Wanderung zum Lichte Gottes verwirklicht hat, das kann sie reflektieren. In der Seele kann nur die Strahlung wirksam werden, die sie durch Verwirklichung der ewigen Gesetze wieder erschlossen hat. Das ist sodann Bewußtseinserweiterung.

Ist eine Seele noch sehr erdgebunden, dann ist ihr auch der Blick in höhere und lichtere Bereiche verwehrt, da sie die höhere Schwingungszahl dieser Lebensbereiche noch nicht entwickelt hat. Ihr Bewußtsein ist also noch eingeengt. Die höheren Sphären finden in ihr noch keine Reflexion, da sie noch durch ihre Belastung abgedeckt sind.

Bestehen zu höheren Bereichen karmische Bande, dann wird der noch tiefer schwingenden Seele der Blick nach oben in lichtere Sphären ab und zu gewährt durch eine vorübergehende Energiezufuhr. Die noch bestehenden karmischen Bande, eventuell auch noch zu einem höherliegenden Bereich, schaut die Seele in sich selbst. Auf diese Weise wird sie angeregt, zu vergeben oder um Vergebung zu bitten.

Der Einblick in höhere Bereiche geschieht wie folgt: Durch verstärkte Strahlung, die ihr über Planeten gewährt wird, die sie führen und unter deren Einfluß sie noch steht, erweitert sich vorübergehend ihr Bewußtsein. Die Seele schaut in ihrem eigenen Bewußtsein die noch bestehenden Belastungen. Damit wird sie zur Erkenntnis geführt – um zu vergeben oder um Vergebung zu bitten.

Ähnliches vollzieht sich in einer einverleibten Seele, im menschlichen Körper. Seele und Mensch reifen nur durch Selbsterkenntnis, Verwirklichung und Vergebung. Sowohl die Seele in den Stätten der Reinigung als auch der Mensch werden vom ewigen Gesetz über das Kausalgesetz, das Gesetz von Ursache und Wirkung, immer wieder angehalten, sich selbst zu erkennen und ein Leben nach dem Gesetz der Liebe anzustreben. Je begrenzter Seele und Mensch sind, um so mehr ist der Mensch an seine eigene Vorstellungswelt gebunden. In vielen Fällen überhört er sodann den Ruf des ewigen Gesetzes, weil er nach seinem Dafürhalten lebt – und damit oftmals gegen das ewige Gesetz.

Die reinen Wesen hingegen leben das Gesetz und sind dadurch das Gesetz selbst – selbsttätig leuchtend. Ihr geistiges Urempfinden wird durch nichts getrübt. Sie schauen alle Dinge im rechten Lichte und erkennen so alle Vorgänge in der Ganzheit.

Das Reine, Absolute, bejaht nicht die Begrenzung von Zeit und Raum. Deshalb kann Begrenzung auf Dauer nicht existent sein. Gott schaut wohl die Begrenzung, bejaht sie jedoch nicht.

Für das reine Wesen, das reine Bewußtsein, ist alles offen und klar. Das Reine durchdringt alles, auch die Materie, alle Sonnen, Welten und Menschen. Wir sehen die Materie als festen Stoff. Sie ist jedoch, wie alles in der Unendlichkeit, Schwingung, Energie.

Der geistig blinde und taube Mensch kennt sein wahres Wesen nicht und kann Gott nicht mehr in sich wahrnehmen

Das Reine schaut und bejaht das Sein, jedoch nicht den Schein. Solange sich der Mensch noch mit Wünschen und Vorstellungen an Menschen und Dinge bindet, bleibt er auch an Zeit und Raum gebunden, und so lange bleibt ihm sein wahres Wesen verborgen, bis er sich – durch Selbsterforschung seiner wahren Herkunft und seines wahren Wesens – bemüht, die Dinge so zu sehen, wie sie sind, und nicht, wie sie scheinen.

Gelingt es ihm, sich selbst zu erforschen und zu erfahren, dann wird er nicht mehr in die Gesetze der Natur eingreifen; er wird den Menschen als Abglanz des ewigen Vaters sehen und das Leben achten, das seines Nächsten und Übernächsten: der Pflanzen und Tiere, der gesamten Natur. Dann erst werden Leid, Not, Krankheit, Hunger und geistiger Tod ein Ende haben.

Was der Mensch sät, wird er ernten. Wer gegen das eherne, universelle Gesetz verstößt, der handelt gegen sich selbst. Viele Menschen säen immer weitere Ursachen. Auf jede nicht rechtzeitig bereute und getilgte Ursache erfolgt die Wirkung.

Auf Ursachen von Haß, Neid, Leid, Zerstörung, Krankheit und allen weiteren Widerwärtigkeiten und Plagen bauten und bauen viele Menschen weiter auf. Dadurch entstand und entsteht im einzelnen die Bewußtseinseinengung, wodurch Seele und Mensch nicht mehr die Urempfindung, den Geist Gottes, die Stimme des Allmächtigen, wahrnehmen konnten und können.

Gott, das ewige Gesetz, kann daher nur wenige Menschen unmittelbar führen. Alle anderen Menschen führt Gott, das ewige Gesetz, durch das Kausalgesetz: Was der Mensch sät, das wird er ernten.

Eine große Anzahl von Menschen und Seelen wurden taub und blind für das Wort Gottes. In dieser geistigen Taubheit und Blindheit sucht der Mensch nur mit seinesgleichen in Kontakt zu treten und vergißt dabei, daß er ein Wesen aus Gott ist – und damit göttlich. Die Seele jedoch sucht bewußt und unbewußt nach dem Ursprung der Quelle, bis sie dort wieder eingetaucht ist.

Der Mensch hat seine Sprache. Er spricht die Sprache des Landes, in dem er lebt. Die Worte der Menschen sind Laute, die, aneinandergereiht, die Sprache ergeben. Sie sind nur ein Hilfsmittel, niemals die Kommunikation der reinen Seelenkräfte mit Gott.

Infolge der veräußerlichten Lebensweise – dazu gehört auch die Sprache – sind viele Menschen geistig blind und taub geworden. Daher ist ihnen die Sprache und die Stimme Gottes unbekannt.

Da viele Menschen die heilige Urempfindung, das Wort Gottes, in sich, in ihrer Seele, nicht mehr wahrnehmen können, offenbare Ich Mich, der Geist des Lebens, durch Menschenmund, durch ein von

Mir berufenes Instrument im Wort und in der Muttersprache des Instrumentes.

Das Wort der Menschen ist begrenzt. So ist es Mir nicht möglich, die allumfassenden Gesetze des Lebens und das Gesetz von Ursache und Wirkung – in dem sich das gesamte Fallgeschehen widerspiegelt – in seinem ganzen Geschehen zu offenbaren.

Ich, euer Herr, der Geist des Lebens, Christus, führe euch wieder zur heiligen Urempfindung, zu Gott, zum Worte Gottes, zu der Wahrheit, zurück. So mögen alle, die Mein Wort hören oder lesen, das Ich durch Mein Instrument gebe, sich befleißigen, den geistigen Sinn zu verstehen, auf daß das von Mir Offenbarte zu einer wahren Bereicherung für Seele und Mensch wird.

Alles Geschehen in der Menschheit ist Ergebnis menschlicher Aussaat

In dieser Welt der äußeren Formen ist alles relativ. Was der Mensch mit den irdischen Augen betrachtet, ist begrenzt – vom ewigen Bewußtsein aus geschaut, nur Schein, also unwirklich.

Die irdische Welt ist Ausdruck der Sinne und Gedanken des einzelnen, das heißt: Die Welt besteht aus Gedankenformen. Sie wird, wie alles Grobstoffliche, umgewandelt werden, weil das ewige Gesetz nur Ätherisches, also selbsttätig Leuchtendes, hervorbrachte und weiter hervorbringt.

Alles, was nicht Absolutes Gesetz ist, ist nur begrenzt lebensfähig – und daher im Geiste Gottes nicht existent.

Gott ist Geist, höchstschwingende Liebe- und Lebensenergie. Gott schaut alles vollkommen – rein ätherisch. Da Gott absolut ist, höchstschwingende Energie, so kann auf die Dauer nur Geistiges, das heißt reine Ätherstruktur, bestehen, die absolut durchstrahlbar und schattenlos ist.

Die Gedanken und Projektionen aller Menschengeschlechter, von Anbeginn der Menschheit bis in die Jetztzeit, sind Spiegelungen des Vergangenen und des Gegenwärtigen: Was der Mensch einst und jetzt verursacht und nicht getilgt hat, das heißt, was nicht umgewandelt ist, prägt die jeweilige Zeitepoche.

So wie der Mensch, jeder einzelne, der Spiegel seiner Seele ist, so ist auch das Zeitgeschehen, jede Epoche, der Spiegel derer, die in früheren Zeiten im Erdenkleid lebten und nun in dieser Zeitepoche wieder leben. Sie prägen durch ihr mitgebrachtes Seelengut das Weltbild und das, was in der Welt geschieht.

Die mittelbare Führung Gottes geht über das Gesetz von Ursache und Wirkung und über die Gestirne. Das geistige Bewußtsein verringert sich bei dem, der weltbezogen in den Tag hineinlebt

Menschen, die nur weltbezogen und nicht gottbewußt leben, werden von Gott, dem ewigen Gesetz, mittelbar geführt: über die Gestirne.

Die Urkraft, die Liebe- und Lebensquelle, ist die energetische Kraft in sämtlichen Himmelskörpern für Geistwesen, Seelen und Menschen und für die Naturreiche.

Den veränderten, heruntertransformierten atomaren Strukturen der teilmateriellen Sonnen und Planeten, auch der irdischen Sonne sowie allen materiellen Sonnen und auch den Reinigungsbereichen, fließt nur so viel Energie zu, wie sie der jeweiligen Evolution entspricht und – von Seelen und Menschen durch die Verwirklichung der ewigen Gesetze – empfangen werden kann.

Durch die Unstetigkeit der einzelnen Menschen, durch ihre Bewußtseinsschwankungen – einmal Geist, dann wieder Welt, einmal geistiges Streben, dann wieder Zurückfallen in die Welt, wo wieder weitere Belastungen ihrer harren – verändert sich ständig die Einstrahlung der Urkraft. Das heißt: Je nach Entwicklungsstand der Seelen und der Menschen strömt die Urkraft entweder reichlicher oder geringer und je nachdem, wohin sich das Zünglein der Waage des einzelnen neigt – zum Geistigen oder zum Materiellen.

Fällt also der Mensch in ein materiell gebundenes Sinnesleben zurück, dann verringert sich in ihm die Urkraft: Sein geistiges Bewußtsein engt sich ein, und Gedankenformen – die von ihm selbst geschaffenen Gedankengebilde – nehmen auf ihn Einfluß. Diese seine eigenen Gedankenformen können dann Transformatoren sein für Seelen, die schwingungsmäßig seinen Gedankenformen gleichen – oder auch für Gedankenformen anderer Menschen oder für Kräfte aus der Atmosphärischen Chronik, die gleich oder ähnlich schwingen. All diese können sodann Seele und Mensch beeinflussen.

Wer nicht auf der Hut ist und unbedacht Tag für Tag verstreichen läßt, wer seine Gedanken nicht kontrolliert und den gegensätzlichen Gedanken, den Gedanken des Hasses und Neides, der Eifersucht und der Selbstliebe, nicht positive, selbstlose, aufbauende, also gesetzmäßige Gedanken entgegensetzt, vergeudet seine kostbare Lebensenergie. Er lebt und weiß nicht, warum. Sein Erdenkleid stirbt, und seine Seele weiß nicht, wohin die Reise geht. Er geht von dieser Erde und ist sich selbst fremd – und wird auch dort, wohin seine Seele geht, ein traumwandlerischer Fremdling sein.

Wer sich selbst fremd ist, weil er gottfern lebt und nur die Welt als seinen Lebensraum betrachtet, wer nicht nach den kosmischen Gesetzen fragt und diese auch nicht an sich selbst anwendet, wird auch immer wieder die Frage stellen: Warum gibt es Erdkatastrophen, Nöte, Krankheiten, Sorgen, Probleme und vieles mehr?

Gott ist Absolutes Gesetz. Auch die reinen Himmel und reinen Geistwesen sind das absolute, allumfassende Gesetz des Lebens. Die sieben Grundkräfte des Lebens

Wer Mein Wort liest oder hört, muß davon ausgehen, daß Gott Geist ist und daß alle reinen Lebensformen aus dem Geiste hervorgegangen sind und hervorgehen. Gott ist also allwissender Geist, ist Urenergie.

Das Wort Gottes ist die Urempfindung, die in allem Sein und in allen Wesen ihren Ausdruck findet – auch in den Menschen, die sich in ihrem Inneren dem Urquell, dem Heiligen Geist, genähert haben.

Die Urempfindung, das strömende, sich mitteilende Bewußtsein, wird auch Allempfindung genannt. Sie ist die Ausdruckskraft des Gesetzes. Das Gesetz, Gott, ist ewig strömende Energie.

Das Urempfinden, das ewige Gesetz, ist in seinen mannigfaltigen Facetten, Farben und Formen der Rhythmus der Unendlichkeit. Er ist Aktion und Reaktion und zugleich Ausdruck in den Geistwesen und in der gesamten Schöpfung.

Die Urkraft strömt aus der Urzentralsonne, aus den beiden Urteilchen, der positiven und der negativen Kraft.

Die Urkraft besteht aus den sieben Grundkräften. Sie werden – für diese Welt – Ordnung, Wille, Weisheit, Ernst, Geduld, Liebe und Barmherzigkeit genannt.

Diese sieben Grundkräfte, das Leben für alles Sein, strömen in sieben Prismensonnen, die das Zentralgestirn, die Urzentralsonne, umkreisen. Diese sieben Prismensonnen – auch zweite Ursonnen genannt – zerlegen die sieben Grundkräfte in sieben mal sieben energetische Kräfte.

Diese sieben mal sieben Kräfte, das Gesetz Gottes für alles Sein – für Geistwesen, Seelen und Menschen, für Mineral- und Naturreiche –, sind das allumfassende Gesetz des Lebens.

Die von den Prismensonnen in sieben mal sieben Lebensstrahlen zerlegten sieben Grundkräfte sind die Gesetzmäßigkeiten für das Leben in der Unendlichkeit. Jeder Lebensstrahl ist ein Gesetzesstrahl, der in der Unendlichkeit als Gesetzmäßigkeit wirksam ist.

Gott ist Absolutes Gesetz. Da alles das Gesetz, Gott, ist, so sind auch die reinen Himmel das Gesetz, Gott, und alle Geistwesen, welche die Himmel bewohnen.

Das ewige Gesetz erhält auch das Kausalgesetz, das Gesetz von Ursache und Wirkung.

Die unmittelbare Führung Gottes kann nur erlangen, wer aus dem Kausalgesetz, dem Wiedergeburtsrad, herausgefunden hat und wieder zum Absoluten Gesetz geworden ist

Das Kausalgesetz ist heruntertransformierte Energie, die sich aus den Ursachen aller Fallwesen, aller belasteten Seelen und Menschen, ergab.

Durch das Kausalgesetz strömt das Absolute Gesetz und führt alle Seelen und Menschen, die noch an das Gesetz von Ursache und Wirkung gebunden sind, entsprechend ihren Ursachen. Das ist die mittelbare Führung.

Wer aus dem Gesetz von Ursache und Wirkung und damit aus dem Wiedergeburtsrad herausgefunden hat – durch die Verwirklichung des ewigen Gesetzes –, der erlangt die unmittelbare Führung Gottes, weil er in das Absolute Gesetz eingetaucht ist, in Gott.

Durch den Fall wurde ein Teil der reinen Urenergie verändert und heruntertransformiert. Das Heruntertransformieren dieser Urenergie ging so weit, daß daraus ein Kristallisationsgrad im Universum entstand, welcher Materie genannt wird. Die Erde, dieser Teil der Vollmaterie, ist der Wohnort für die einverleibten Seelen, die Menschen.

Jeder Seele in den Stätten der Reinigung und ebenso jeder Seele im Erdenkleid ist es geboten, sich geistig zu entwickeln, um wieder das zu werden, was Gott dem reinen Wesen schenkte: das Absolute Gesetz, das es selbst wurde und ist.

Solange sich jedoch eine Seele immer wieder in ein Erdenkleid einverleibt, bringt sie ihre noch vorhandenen menschlichen Regungen und Neigungen wieder mit und wirkt im Erdenkleid gedanklich und in ihrem Handeln an den Situationen und Aufgaben weiter, die sie in einem der Vorleben noch nicht beendet hatte. Das kann in einer anderen Zeitepoche geschehen, mit ganz anderen Mitteln und Möglichkeiten. Sie wirkt jedoch daran und an ihrem eigenen Gedankenkomplex weiter, bis dieser eventuell materielle Form und Gestalt annimmt.

Erst wenn Seele und Mensch zur Geistigkeit erwachen, beginnen sie, ihr Leben zu ordnen und die vielen selbstgeschaffenen Gedankenformen und Belastungen der Seele allmählich zu überwinden durch Mich, die Kraft Christi. Dadurch wird die Seele wieder rein – und kann durch Mich, ihren Erlöser, zurück in die Absolutheit geführt werden.

Gott schenkt unaufhörlich Liebe, auch durch das Kausalgesetz, auch für die Erde, für jede Seele und für jeden Menschen. Aus dem Grundgesetz, dem ehernen Gesetz, aus Gott, strömen also unaufhörlich die sieben mal sieben Gesetzmäßigkeiten – die gleich Spektralfarben sind. Sie beleben Seele, Mensch und alles Sein, das sich im Gesetz von Ursache und Wirkung befindet.

Das menschliche Bewußtsein ist beschränkt auf Zeit und Raum und hält das irdische Dasein für die Wirklichkeit. Erst der geistig Erwachte erkennt die Vergänglichkeit der Materie

Diese sieben mal sieben göttlichen Kräfte, die Gesetzmäßigkeiten Gottes, die alles Verdichtete umgestalten und in das Reine erheben werden, wurden einst von den Fallwesen und jetzt von den Menschen immer wieder durchkreuzt, durch gegensätzliche Gedanken, Worte und Werke.

In dieser Zeitepoche haben sich wenige Menschen und Seelen aus dem Kausalgesetz herausentwickelt. Die meisten Menschen handeln tagtäglich gegen das Absolute Gesetz und schaffen weiterhin Ursachen im Kausalgesetz.

Weil viele ehemalige Fallwesen das Absolute Gesetz nicht erfüllten und im weiteren Verlaufe viele Menschen gegen das Absolute Gesetz handelten und handeln, entstanden – in Jahrmilliarden – Kreuzungspunkte, sowohl in den Planeten als auch in deren Atmosphäre. Von diesen Kristallisationspunkten gehen sodann wieder unterschiedliche Strahlungen, Schwingungen, Farben und Formen aus. Dadurch ergaben sich – von einer Zeitepoche zur anderen – unterschiedliche Erkenntnisse, Blickrichtungen, Ausrichtungen und Eindrücke.

Trotz dieser Unterschiede der Zeitepochen beginnt die wiederkehrende Seele als Mensch immer dort, wo sie in ihrer Entwicklung in einem der Vorleben aufgehört hat – bis sie in Meinem Geiste erwacht und sich vom Gesetz der Liebe bewußt führen läßt.

Ich wiederhole: Alles beruht auf Schwingung. Auch die Materie mit ihrer Struktur und die Bewohner der Erde, die Menschen, sind Schwingung.

Die Schwingung der physischen Körper ist mit der Schwingungszahl der Erde weitgehend in Übereinstimmung, denn beide, Mensch und Erde, sind Materie, potenzierte, kristallisierte Energie.

Die Materie hat ihre Maße und Gewichte. Sie ist für menschliche Begriffe ein realer Feststoff, der kosmisch bedingt und in das große Ganze eingegliedert ist und ihre Funktion in den Universen, in der Unendlichkeit, hat. Diese Anschauung ist relativ. Denn die drei Dimensionen der Materie, bezogen auf Raum und Zeit, gehören in das Kausalgesetz, das wohl in die Unendlichkeit eingebettet ist, jedoch vom ewigen Gesetz in bestimmten Grenzen gehalten wird.

Wer sein Bewußtsein, sein Denken, Fühlen und Wollen nur auf das Zeitliche und Räumliche beschränkt, für denjenigen ist das materielle Leben, das irdische Dasein, die Wirklichkeit. Wer sich jedoch durch geistige Bemühungen, durch die Erfüllung der heiligen Gesetze, dem inneren Reiche nähert – von dem Ich sprach: „Das Reich Gottes ist inwendig in euch" –, der sieht die Materie in ihrer relativen Existenz: Er weiß, daß sie nicht nur der Veränderung, sondern auch der Umwandlung unterworfen ist.

Der geistig Erwachte weiß, daß der irdische Körper von dieser Erde ist und auch nur für diese Erde geschaffen ist – daß er nur ein Instrument oder ein Gefährt des ihm innewohnenden Geistleibes, der Seele, ist. Dem Geistleib, der inkarnierten Seele im Menschen, wird jedoch vieles möglich, wenn Seele und Mensch in ihrer geistigen Entwicklung höheren Idealen und Werten zustreben und sie auch umsetzen.

Werte, die nicht nur diesseitsbezogen sind, sondern im richtigen Verhältnis zur Materie stehen, die mehr geistig orientiert sind als nur materiell gefärbt durch die Brille der Ichbezogenheit, bewirken Ausgeglichenheit und Frieden. Eine reife Seele und ein auf das innere Reich, auf das Reich Gottes, ausgerichteter Mensch erfahren immer mehr von den Gesetzen, die ewig walten und denen letzten Endes auch die Materie untergeordnet ist.

Die entkörperte Seele erlebt: Materie, Raum und Zeit sind unwirklich

Die reife Seele holt sich des Nachts, wenn ihr Körper schläft, aus höheren Reichen tiefe Erkenntnisse und Eindrücke. Sie bringt diese mit ins Erdenkleid, allerdings überlagert von der Aufnahmefähigkeit des Verstandes, der nur für die dreidimensionale Welt bestimmt ist. Auf ihrer „Wanderschaft“ in den zeitlosen Bereichen erlebt die Seele, daß die Materie unwirklich ist, da im ewigen Gesetz Zeit und Raum nicht existieren. Sie erlebt, daß sie – ohne Körper – Räume durchdringen kann und nicht an die Zeit gebunden ist.

Ähnliches geschieht nach der Entkörperung der Seele, nach dem Leibestod. Gemäß ihrer geistigen Entwicklung und Reife geht die Seele dorthin, wo sie Gleiches, das heißt also ihr Entsprechendes, ihr Wesensgleiches, vorfindet. Der entkörperten Seele, dem feinstofflichen Gebilde, ist es möglich, durch alle von ihr erschlossenen Schwingungsbereiche hindurchzugehen. Das heißt: Was sie durch ein gesetzmäßiges Leben erreicht hat, das ist in ihr offenbar – dorthin kann sie auch wandern.

Eine wache Seele wird erkennen, daß ihr Hab und Gut, das ihr ehemals im Erdenkleid gehörte, kein Feststoff mehr ist: Sie geht durch alles hindurch, was sie einst im Erdenkleid ihr eigen nannte, das sie hegte und pflegte und das für sie Feststoff war. Für sie ist das Irdische plötzlich nicht mehr gegenständlich. Es ist kein fester Stoff mehr. Was für sie als Mensch einst Realität war, ist nun nicht mehr gegenständlich; es ist unwirklich geworden, weil sie sich in einem anderen Aggregatzustand befindet.

Wenn schon eine wache Seele diese Erkenntnis gewinnen und durch Zeit und Raum, durch jeden Feststoff hindurchwandern kann, um wieviel mehr ist es dann einem reinen Geistwesen möglich, alles zu durchdringen – weil sein Zuhause die Unendlichkeit, das rein Feinstoffliche, ist.

Wer gegen die kosmischen Gesetze handelt oder sie verändert, schafft Dissonanzen und Veränderungen in allen Lebensbereichen, in und auf der Erde

Jeder gegensätzliche Gedanke und jede gesetzwidrige Handlung bewirkten und bewirken stets die Einengung derer, die sich dadurch vom ewigen Gesetz abgewandt haben. Die Summe aller Verstöße gegen die Gesetze ergab die Begrenzung und die Verdichtung und im weiteren Verlauf die Kristallisation, die Materie, Raum und Zeit.

Dem Menschen wäre es möglich, die materielle Struktur zu verändern und die Verdichtung allmählich in höhere Schwingungsbereiche zurückzuführen, weil ihm die höchsten Kräfte innewohnen. Den Menschen ist geboten, diese Kräfte zu beleben und sie gesetzmäßig anzuwenden.

Auf diesem Weg würde sich die materielle Struktur verfeinern, weil die sieben Grundkräfte des universellen Gesetzes wirksam würden und die gesamte materielle Struktur allmählich in einen anderen Aggregatzustand führen würden. Das könnte jedoch nur durch die Menschen geschehen, die ihre Denkgewohnheiten und ihre Lebensweise ändern und das ewige Gesetz der Liebe, des Friedens und der Einheit verwirklichen.

Die vier Elemente, Feuer, Wasser, Erde und Luft, bilden das Atmungssystem der Erde. Wird in diesen gesetzmäßigen Ablauf immer wieder durch Menschen eingegriffen, dann wird im Laufe der Zeiten der gesamte Organismus Erde gestört. Dadurch werden sowohl die Magnetfelder der Erde als auch die Magnetströme beeinflußt, die das Gesetz der Erde und der Planeten sind und zu ihrem Sonnensystem gehören.

Aufs Ganze gesehen, wirkt sich jede Störung auch auf die Erdachse aus.

Jede Veränderung in und auf der Erde bewirkt wiederum eine Veränderung im und am Menschen, in und an der Tierwelt; sie löst eine entsprechende Reaktion in der Pflanzenwelt aus und verändert sogar die Strahlung der Gesteine.

Was in der Vorzeit geschah, geschieht auch in der Jetztzeit: Wer die sieben Grundkräfte der Unendlichkeit durch falsches Denken und durch gesetzwidriges Verhalten verändert, der schafft nicht nur in und auf der Erde Dissonanzen – woraus sich immer wieder neue Veränderungen ergeben –, sondern auch in sich selbst.

Die beständigen Wechselwirkungen, die Dissonanzen in allen Lebensformen – wodurch sich Formen, Farben und Töne veränderten – beeinflußten im Laufe der Zeiten die Menschen, die Naturreiche und das gesamte Sonnensystem. Durch das gesetzwidrige Verhalten – wobei die kosmischen Kräfte mißbraucht wurden – entstanden immer wieder Polsprünge, Eruptionen und dergleichen. Die Erde kam und kommt bis in die Gegenwart nicht zur Ruhe.

Wer also in die kosmischen Gesetze eingreift und sie verändert, der schafft unweigerlich Dissonanzen in allen Lebensbereichen der Erde und in der Erde selbst. Da jeder Gedanke, jedes Wort und jede Handlung Energie ist – und keine Energie verlorengeht –, so fällt sowohl das Positive, das gesetzmäßige Denken und Handeln, als auch das Ungesetzmäßige auf den Urheber zurück, also auf den Menschen und seine Seele.

Die Erdseele, der unbelastbare geistige Lebensträger der Erde. Der Mensch schafft die Dissonanzen in den unschuldigen Lebensformen und belastet seine eigene Seele

Wie jeder Mensch eine geistige Substanz in sich birgt, die Seele genannt wird, so hat jede Lebensform einen Lebensträger, den Geist. Auch die Erde, der Wohnplanet des Menschen, hat eine geistige Substanz. Sie wird die Erdseele genannt.

Die Erdseele, ein geistiger Teilplanet der Himmel, nahm und nimmt die Veränderungen der Erdrinde nicht auf. Somit ist es nur das Netz, die materielle Hülle, die Erde, die sich verändert, und nicht die Erdseele.

Die Erdseele, der geistige Teilplanet, nimmt die Gegensätzlichkeiten der Menschen nicht an. Die Seele im Menschen hingegen nimmt sowohl das Positive als auch das Negative in sich auf. Das bedeutet, daß sich die Seele des Menschen belasten kann, nicht aber der geistige Teilplanet, die Erdseele.

Das „Buch des Lebens" ist somit die Seele des Menschen. Die Seele des Menschen registriert sowohl die positiven als auch die negativen Gedanken, Worte und Taten.

Es kann sich immer nur der Urheber des Negativen auf der Erde belasten – jedoch nicht die unschuldigen Lebensformen: die Mineralien, Pflanzen und Tiere, die Gott Seinen Kindern zur Erhaltung ihrer materiellen Hülle gegeben hat.

Menschen, Mineralien, Pflanzen und Tiere sollten ein ausgewogenes Verhältnis bilden: Harmonische Strahlungen sollten von allen Lebensformen ausgehen, Strahlungen, die sich ergänzen, gegenseitig stärken und zum Wohle der Menschheit beitragen würden. Es ist jedoch nicht so, da der Mensch Dissonanzen in sich und in den Naturreichen geschaffen hat; und so wird auf jede ungesühnte Ursache das Echo erfolgen, Wirkungen – sowohl in und auf der Erde als auch im und am Menschen. Was der Erde durch den Menschen zugefügt wurde und wird, fällt wieder auf ihn zurück.

Zwischen dem Energie- und Magnetfeld des Menschen und der Erde besteht eine ständige Wechselwirkung, in der sich das Gesetz von Ursache und Wirkung vollzieht

Der Mensch ist ein Energiebündel, das, entsprechend seinem Denken und Handeln, seine eigenen Energiefelder, das heißt Magnetfelder, schafft. Jeder Mensch hat somit seine Energie- und Magnetfelder entsprechend seiner Denk- und Handlungsweise.

Zwischen seinen Magnetfeldern und den Magnetfeldern der Erde besteht eine beständige Wechselwirkung: Die Reaktionen der Erde übertragen sich durch die Wechselwirkung von Mensch und Erde auf den Menschen, ebenso, wie die Handlungsweise der Menschen sich auf die Schwingung der Erde überträgt. Was der Mensch seiner Erde, seinem Wohnplaneten, zufügt, das fügt er sich – auf Grund dieser Wechselbeziehung Mensch und Erde – selbst zu.

Das Gesetz von Ursache und Wirkung wirkt und vollzieht sich in jedem menschlichen Gedanken. In jeder Regung und Neigung liegt bereits die Saat. Solange der Mensch noch in diesem Kausalgesetz ist, sind seine Gedanken, Worte und Werke wiederum die Folge seiner Entsprechungen, seiner Ursachen.

Was also der Mensch seinen Nächsten oder seinen Übernächsten, den Tieren, und der Erde mit ihren Naturreichen antut, das erntet er selbst. Die

Erdmagnetfelder registrieren alle Handlungen der Erdbewohner, der Menschen, und die Magnetströme – welche die Tonträger des großen „Erdmenschen", der Erde, sind – bringen alle Resonanzen, gleich, welchen Niederschlag sie haben, positiv oder negativ, wieder dem zurück, der sie ausgesandt hat: dem Menschen.

Was der Mensch seinem Nächsten und Übernächsten antut, das prägt sich in seine eigene Seele ein. Es wird in das Buch des Lebens, in die Seele, aufgenommen. Da alles auf Schwingung beruht, nimmt der Mensch wieder die Schwingung an und in sich auf, die er einst und jetzt ausgesandt hat und aussendet.

Die Erdmagnetfelder registrieren jede Dissonanz, insbesondere die Gewalttätigkeiten der Menschen, durch die erhebliche Störungen im Luftraum sowie in und auf der Erde hervorgerufen werden, z.B. durch atomare Versuche und dergleichen. Sämtliche Dissonanzen werden von den Magnetströmen, den Tonträgern der Erdmagnetfelder, weitergeleitet – die im übertragenen Sinne auch die Nerven der Erde genannt werden können.

Die Erdmagnetfelder sind verschiedenartige Schwingungsbereiche, die als Einheit jeweils Erdmagnetfeld genannt werden. Sie sind die „Nervenpunkte" der Erde – und zugleich die Spiegel des Wohnplaneten. Werden diese Spiegel der Erde durch das Fehlverhalten des Menschen verändert und getrübt, dann wirkt sich dies auf der gesamten Erde aus: im Klima, in den Naturreichen und am

Menschen. Die Magnetströme verändern sogar die Verhaltensweisen der Tiere.

Der Mensch wird, seinem Denken und Handeln entsprechend, beeinflußt, weil er, je nach seinem Bewußtseinsstand, mehr oder weniger mit dem Gesamtmagnetismus der Erde verbunden ist. So, wie die Tiere in vielen Fällen ihren Instinkt verändern und oftmals unberechenbar werden, geschieht es auf ähnliche Weise bei einem erdverhafteten Menschen. Die Spannung seines Körpers läßt nach. Er wird depressiv und aggressiv.

Die Pflanzenwelt verändert ebenfalls ihre Eigenschaften: Viele hochentwickelte Pflanzen sterben aus, und niedere Arten entstehen.

Die vom Menschen ausgehenden negativen zerstörerischen Kräfte schwächen seine eigenen Seelen- und Körperkräfte und führen zu Schicksalsschlägen und Krankheiten

Harmonisch ausgewogene Magnetströme wären heilsam für die schwachen Nerven des Menschen. Sie könnten einen schwachen Organismus wieder aufbauen und kräftigen. Ausschlaggebend jedoch ist die Einstellung des Menschen zur Erde.

Ist der Mensch in Harmonie und somit in Einklang mit dem Leben, dann wird er wieder Harmonie ernten. Harmonie ist gleich „Symphonie", das heißt Zusammenklang von Seele und Körper. Harmonie ist eine aufbauende und stabilisierende Kraft für Seele und Mensch. Wer ein in Gedanken und Worten positiv ausgerichtetes Leben führt, wer sich bemüht, in die Einheit mit allen Lebensformen zu gelangen, der wird auch die positiven Kräfte aufnehmen, aktivieren und in sich verstärken.

Umgekehrt geschieht das gleiche, wenn der Mensch negative, zerstörerische Kräfte entwickelt. Auf ihn werden die negativen, zerstörerischen Kräfte einwirken und ihn zu weiteren gegensätzlichen Taten anregen. Das bewirkt im Laufe seines Lebens oder seiner Leben, daß die Seelen- und Körperkräfte nachlassen und Unpäßlichkeiten, Schicksalsschläge und Krankheiten an die Stelle von Glück, Zufriedenheit und Gesundheit treten.

Ist das Verhalten des Menschen jedoch positiv, sowohl seinem Nächsten als auch seiner Umwelt gegenüber, dann wird er auch aus den Magnetströmen die noch vorhandenen positiven Kräfte anziehen. Diese werden, so es notwendig ist, sein Magnetfeld aufbauen und stärken.

Im irdischen Dasein ist alles relativ. Das Negative birgt auch positive Anlagen in sich. Wer ein selbstloses, positives Leben führt, dem ist es auch möglich, im Negativen das Positive zu erkennen, dieses zu bejahen und zu fördern. Und wer die positiven Kräfte aktiviert, dem dienen wiederum die hohen, edlen und reinen Energien.

Erkennet also: Das geistige Gesetz der Anziehung für Geistwesen, Seelen und Menschen lautet: „Gleiches zieht immer wieder Gleiches an", oder: „Gleiches zieht zu Gleichem".

Wer im Gesetz von Ursache und Wirkung lebt, der sollte jeden Morgen darüber nachdenken, daß jede Ursache, jede Gegensätzlichkeit – ob in Empfindungen, Gedanken, Worten oder Handlungen – Ursachen schafft. Jede Ursache trägt in sich schon den Keim der Wirkung. Aus einer Wirkung kann wiederum eine neue Ursache entstehen, wenn der Mensch die Wirkung nicht rechtzeitig erkennt und somit weiter gegen das eherne Gesetz verstößt. Erkennt er jedoch rechtzeitig die Wirkung der von ihm gesetzten Ursache, bereut er diese und bemüht sich, das Gegensätzliche gutzumachen, dann muß die Wirkung nicht mehr erfolgen – oder nur in geringem Maße, je nach der Art und Intensität des Verstoßes.

Was der Mensch sät, wird er ernten. Auch was er dem großen „Erdmenschen", der Erde, antut, fällt auf ihn zurück.

Der Allmächtige sprach: Macht euch die Erde untertan. Er sprach nicht: Beutet sie aus und malträtiert das Leben, die Pflanzen und Tiere. – Ja, selbst Steine empfinden die Harmonien und Disharmonien der Menschen! Den Menschen obliegt also die Pflicht, die positiven Energien zu fördern, mit ihnen hauszuhalten und sie auf die rechte Art und Weise – nach dem ewigen Gesetz der Liebe und Einheit – einzusetzen.

So ist z.B. die Veränderung der Atome, deren Aufspaltung und Verwendung, gegen das Gesetz der Liebe und des Friedens. Es ist gegen die Allharmonie, Gott.

Was auch immer Disharmonie auslöst, ist negativ und hat in der Ursache, in der Anlage also bereits, schon den Keim der Zerstörung. Jede Dissonanz, einerlei, wann, wo, durch wen oder was sie ausgelöst wurde und wird, stört die Harmonie und trägt – im großen auf die Masse der Menschen bezogen – zur Störung in allen Lebensbereichen bei.

Ebenso, wie Harmonie oder Disharmonie vom Erdfeld registriert und an die Tonträger, an die Nerven der Erde, an das Magnetfeld, weitergeleitet werden, auf ähnliche Weise pflanzen sie sich fort in den Tieren und insbesondere im höchsten Geschöpf auf dieser Erde, dem Menschen: Die Nerven der Menschen verkrampfen sich, die Lebensenergien lassen nach, und der Mensch erkrankt. Wegen der geringen Lichtintensität der Seele und des Leibes werden die Organe aufnahmebereit und anfällig für Krankheiten, Viren und schädliche Bakterien.

Gegensätzliche Schwingungen gaben und geben also Anlaß zu Verkrampfungen im Nervensystem und in den Organen. Vor allem der Blutkreislauf wird dabei erheblich gestört, was wiederum zu bestimmten Krankheiten Anlaß gab und gibt.

Das Blut ist der Träger materiellen Lebens. Ist das Blut nicht in Ordnung, dann kann der gesamte Organismus in Mitleidenschaft gezogen werden. Produziert die Erde mit ihren Wäldern, Meeren, Seen und Flüssen nicht mehr genügend Sauerstoff, den der Mensch in seinem Atem benötigt, dann wird in der Folge auch das Blut verunreinigt – und daraufhin werden die Organe geschwächt und verfügen über wenig Abwehrkräfte. Weil das Blut den ganzen Menschen durchströmt, werden durch unreines Blut gleichzeitig mehrere Organe und andere Substanzen des menschlichen Körpers in Mitleidenschaft gezogen.

Jede Krankheit hat ihre Ursache, sie kann in einem früheren Erdenleben geschaffen worden sein. Die Seele bringt mit an Positivem oder Negativem, was sie sich in ihren Vorleben angeeignet hat

Jede Unpäßlichkeit und Krankheit hat ihre Ursache.

Die Ursache muß nicht in diesem Erdenleben geschaffen worden sein. Was in dieser Einverleibung zur Auswirkung kommt, fließt aus der Seele. Die Ursache einer Krankheit kann also aus einer belasteten Seele ausfließen, die im wiederholten Wandel von Geburt und Tod immer neue Schuld auf sich geladen hat.

Eine Seele kann sich so lange einverleiben und viele Erdenleben im Menschenkleid durchwandern, bis sie – durch Selbsterkenntnis und Verwirklichung und durch die Annahme Meiner Erlösertat – den geistigen Weg der Läuterung und Reinigung ihres niederen Ichs wandelt und somit das in ihr wirkende Erlöserlicht vergrößert. Jede Seele und jeder Mensch müssen früher oder später – in diesem Erdenleben oder in weiteren oder als Seele in den Stätten der Reinigung – die Läuterung der Seele vollziehen, um wieder das bewußte Ebenbild des ewigen Vaters zu sein.

Wer sein Leben nicht meistert, wer sein Wesen nicht veredelt, der fügt zu den alten Ursachen immer wieder neue hinzu, wenn auch in veränderter Art und Weise, je nach den Lebensgewohnheiten der Zeitepochen, in denen sich die Seele wieder inkarniert und dabei das Ungesühnte aus den Vorleben mitbringt.

Die erneut einverleibte Seele strahlt also das aus, was sie sich in den Vorleben angeeignet hat. Ihre Aura spiegelt ihre guten und ihre schlechten Gedanken und Taten wider. Es sind Erinnerungen und Entsprechungen. Sie bestimmen die innere Einstellung zum Leben, aus der der Mensch denkt und handelt. Dabei baut er wieder neue Gedankenformen auf und zieht, seinem Verhalten entsprechend, wieder Gleiches an.

Menschen, die im Vorleben weltlich gedacht und gelebt haben und auf die Materie bezogen waren, werden auch in diesem Erdendasein wieder ähnlich denken und arbeiten – bis sie zur Geistigkeit erwachen und allmählich umdenken.

Was die Seele im Erdenkleid in einem Vorleben bejaht und gefördert hat und was noch nicht gesühnt ist, wird von ihr in diesem Dasein weiter gefördert und aufgebaut. Wissenschaftler z.B. bemühen sich dann wiederum, Atome zu spalten, um Kernenergie zu gewinnen. Ärzte bemühen sich wieder, mit Organverpflanzungen weiterzuarbeiten, und Kirchenmänner verfolgen wieder Andersgesinnte. So setzt sich Gleiches und Ähnliches durch dieselben Seelen immer wieder fort – nur in anderen Menschenkörpern und mit anderer äußerer Gestalt, doch geprägt von derselben Ausstrahlung. Auf diese Weise bauen die Seelen in weiteren Erdenexistenzen immer wieder von neuem an ihrem Schicksalsgebäude. Ursache auf Ursache geschieht, und Wirkung auf Wirkung wird aktiv.

Der Mensch hat sich von Gott abgewandt und hat keine Verbindung mehr zur Schöpfung. Er kennt nicht die Quellen eines gesunden, glücklichen Lebens. Er schuf sich irdische Götter

Der „Weltverhaftete" wird Mir, Christus, folgendes entgegenhalten: Wir müssen experimentieren, um das Leben auf dieser Erde erhalten zu können, denn der Mensch braucht Nahrung, Kleidung, Kohle, Elektrizität, Öl und viele Rohstoffe und weitere Quellen, um das Leben so angenehm wie möglich zu machen. Wir brauchen, so spricht der Weltverhaftete, Motoren, Flugzeuge, Schiffe, Fahrzeuge und vieles mehr, um uns schneller fortbewegen zu können. Wir benötigen Medikamente und Kliniken. Wir brauchen Häuser, um wohnen zu können. Wir benötigen Fabriken, die Lebensmittel, Kleidung und vieles andere herstellen. Das alles und noch mehr benötigen wir, um leben zu können.

Meine Antwort, die des Christus, lautet:

Erhebe dich, o Mensch, zur Geistigkeit, damit sich dein geistiger Horizont weitet und du die Fülle aus Gott, dein geistiges Erbe, in rechter Weise anwenden und verwalten kannst.

Die Gestirne und die Naturreiche zeigen, wie der Mensch leben kann. Die Natur schenkte und schenkt sich vielfältig. Doch der Mensch erhebt sich über das Geschenk, die Natur, und möchte von ihr unabhängig sein. Die Gestirne zeigen dem Menschen, wie Strahlung nutzbar gemacht und wie Energien erzeugt werden könnten.

Auf der einen Seite strebt der Mensch die Unabhängigkeit an, auf der anderen bindet er sich an seine Errungenschaften, die ihm – wie er jetzt schon erkennen kann – auf die Dauer nicht dienen werden. Denn alles, was nicht mit den Naturgesetzen in Einklang zu bringen ist, wird dem Menschen zum Verhängnis werden.

Ist der Mensch ichbezogen, also nur auf sich bezogen, so ist er damit auch diesseitsbezogen. Deshalb erkennt er nicht die unzähligen Quellen, die dem Menschen ein gesundes und glückliches Leben bescheren können – und bringt sie auch nicht in Erfahrung.

Wer dagegen die Naturreiche und das Firmament in sein Leben, Denken und Handeln einbezieht, wer das Leben, einerlei, in welcher Form es sich zeigt, in Pflanzen, Tieren oder Steinen, achtet und schätzt, dem dient Gott, der die Fülle ist. Er wird erkennen und erfahren, welch großer Schatz in ihm wohnt und um ihn ist.

Diesen Schatz aus dem Geiste, die Fülle, kann der Mensch erst erkennen und empfangen, wenn er sich durch Verwirklichung der ewigen Gesetze als kosmisches Wesen erweist. Dann dienen ihm die Kräfte der Unendlichkeit. Nimmt er diese – durch ein Leben im Geiste – dankbar an, dann offenbaren sich ihm Möglichkeiten über Möglichkeiten, die er zu seinem Heil und Wohle nützen könnte.

Dazu muß sich der Mensch zuerst umstellen: von einem diesseitsbezogenen, weltverhafteten Menschen zu einem geistig denkenden, göttlich ausgerichteten Menschen, der die Quelle allen Seins anerkennt und nach den ewigen kosmischen Gesetzen auch lebt.

Die Menschheit hat sich immer mehr von Gott, ihrem Herrn, abgewandt und äußeren Dingen und Werten, den eigenen Errungenschaften, zugewandt. Dabei wurde der Intellekt überbewertet, und das Vertrauen zu Gott, der höchsten Macht, ging weitgehend verloren.

Viele Menschen leben wie Heiden. Sie haben ihre Götter, die sie verehren. Der erste ist der Gott Mammon, der die Menschen zu seinen Dienern und Sklaven gemacht hat. Die weiteren Götter sind das Ansehen, die Macht und der Geltungsdrang.

Nur eine völlige Neuorientierung, die Abkehr vom materiellen Leben und Denken und die Hinwendung zu geistigen Werten, könnte die Welt verändern

Die Zeit ist nahe, in der immer offenkundiger wird, daß weder die Kirchenführer noch die Staatsmänner und Wissenschaftler die Menschheit erretten können. Deshalb werden sich wieder mehr Menschen dem Glauben an eine höhere Macht zuwenden, um dort Halt zu finden.

Die Großen dieser Welt und ihre Anhänger werden – trotz immer neuer Maßnahmen und Vorkehrungen, die nur zu weiteren Verstrickungen führen – das sich anbahnende Weltchaos nicht aufhalten können. Was sie auch tun und als gut und förderlich ansehen, es führt zu weiteren Verstrikkungen – und somit zu weiteren Ursachen, die im Keim schon die Wirkung ahnen lassen.

Wer wachen Sinnes ist, wird dies erkennen und sich auf Besseres besinnen. Wer schläft, fällt in seine selbstgeschaffene Grube.

Jeder Weltverhaftete ist befangen und sieht die Geschehnisse nur aus seiner eigenen Perspektive und so, wie es für ihn als Mensch dienlich sein könnte. Der Befangene ist ein Gefangener seiner Vorstellungen und Wünsche.

Alles Zeitliche ist dem Wechsel unterworfen und der Weltmensch seinen Vorstellungen. Wer nur drei

Dimensionen anerkennt, der denkt begrenzt. Er kann nur wieder Begrenztes weitergeben und auch nur Menschliches schaffen. Wer nur in Schablonen denkt, der wird die Idee seines Vorgängers aufgreifen und sie nach seinen Schablonen, nach seinen Denkmustern, ausbauen. Mit seinem Denkmuster kann er unter Umständen viele Menschen prägen und sogar eine neue Zeitepoche einleiten - die jedoch immer noch Ursachen einer vorhergehenden Epoche als Keim in sich birgt. Dadurch kann sich die Strahlung der Erde verändern und auch die Gesinnung der Menschen, die in dieser Zeitepoche leben.

Die wenigsten Erdenbewohner können sich vorstellen, daß ein Leben nach den Gesetzen der Unendlichkeit sich in vollkommen anderen Aspekten auszudrücken vermag als in denen von Nahrung, Obdach, Kleidung, Elektrizität und Ausbeutung der Bodenschätze.

Die Fülle des großen Ganzen ist als Essenz in allem, in jedem Menschen, auf und in der Erde und im Firmament. Die Menschheit muß jedoch zuerst zur geistigen Erkenntnis erwachen und erhoben werden. Sie muß zuerst die inneren Ideale und Werte erkennen und anstreben, um ihr geistiges Erbe antreten zu können. Erst dann können sich die ungeahnten Möglichkeiten auftun, die zu Gesundheit, Glück, Frieden und Liebe führen. Wie im Himmel, so könnte es auch auf Erden sein.

Damit dies eintritt, bedarf es eines vollkommenen Umdenkens der Verantwortlichen in dieser Welt, jedoch auch der Massen des Volkes.

Es steht geschrieben: „Das Reich Gottes ist inwendig in euch". Das Reich Gottes kann nur auf diese Erde kommen und sichtbar werden, wenn jeder einzelne Mensch das Reich Gottes in sich erschließt.

Wer nach den ewigen Gesetzen lebt, in dem verändert sich das ichbezogene, dreidimensionale Weltbild; es wird universell. Wer universell zu denken und zu leben vermag, der schöpft aus der Quelle unerschöpflichen Lebens. Er wird kreativ und schafft zum Wohle für viele.

Wer nicht das Grundprinzip des Lebens, Gott, zu erreichen versucht und nicht die geistige Sitte und Moral anstrebt, der bleibt in der Welt befangen, bestimmt von seinen Trieben und Leidenschaften. Er prägt mit seinem derben Charakter, seinem groben Wesen, die Welt und führt sie mit seinesgleichen zum materiellen Ruin.

Würde jeder Mensch die Veredelung seiner fünf Sinne anstreben, so könnte sich auch sein Charakter verfeinern. Die Welt wäre vollkommener, und die Menschen wären gesünder. Dann könnte Frieden unter den Menschen sein. Dann würde das Leben völlig anders aussehen. Alles, was heute den Weltmenschen prägt, sein Besitzen- und Habenwollen, könnte umgewandelt werden in ein Leben der Gemeinschaft und Einheit. Auf diese Weise würde sich die Welt vergeistigen, und die Macht Gottes könnte sichtbar die Führung übernehmen.

Der Mensch ist ein Kind Gottes, ausgestattet mit dem freien Willen. Durch die Kindschaft Gottes ist es ihm möglich, sowohl auf höhere als auch auf niedere Schwingungsbereiche Einfluß zu nehmen, entsprechend seinem Denken und Handeln. Er kann also kraft seiner Denk- und Handlungsweise auf verschiedene Schwingungsbereiche einwirken, die jeweils seinem seelischen und physischen Wirkungskreis entsprechen. Er kann sowohl auf die positiven als auch auf die negativen Kräfte Einfluß nehmen. Positive Kräfte, die er entwickelt und aufnimmt, bauen ihn auf und bewirken in ihm Gesundheit und Wohlergehen. Negative Kräfte beeinflussen ihn und andere. Sie reduzieren seine seelische und physische Leistungskraft, die sodann auch wieder auf entsprechende Schwingung anderer einwirkt.

Solange der Erdbewohner ein genußsüchtiger Mensch bleibt, der nur nach Befriedigung seiner Leidenschaften, nach Geld, Ansehen, Besitz und kulinarischen Genüssen trachtet, wird es auf dieser Erde nicht Frieden werden, und die Welt wird nicht besser aussehen. Ganz im Gegenteil. Die Menschen werden sich mehr und mehr bekämpfen. Ihr weiteres Fehlverhalten wird die Erde unfruchtbar machen. Die Menschheit, das heißt jeder einzelne, müßte genügsamer werden, damit sich ein Gesinnungswandel in den Völkern vollziehen könnte.

Wenn die Menschen zu einer geistigen Evolution, zu einer Neu- und Umgestaltung ihres bisherigen, ichbezogenen Lebens finden, dann werden sie immer mehr Abstand gewinnen von den derzeitigen menschlichen Errungenschaften, von der hochtechnisierten Welt, von kulinarischen Genüssen und von Leidenschaften. Je mehr sich die Menschen jedoch vom göttlichen Strom entfernen, um so weniger geistige Lebenskraft besitzen sie. Infolgedessen greifen sie automatisch zu äußeren Dingen und suchen in der Welt nach Ablenkungen, da ihr Inneres verarmt ist. Sie finden keinen Zugang mehr zum Reich des Inneren und benötigen daher immer mehr äußere Quellen, um leben zu können. Sie benötigen auch mehr Nahrung und greifen in die Tierwelt ein: Sie werden zu Schlächtern und Fleischessern. Sie geben sich dem Alkoholgenuß und dem Nikotin hin und gleiten immer mehr in ein leidenschaftliches Leben ab.

Wird jedoch im Menschen das Gesetz, das Leben, immer stärker wirksam, so erwacht auch die geistige Fülle in der Seele, das Erbe Gottes. Es ist die Kraft zum wahren, höheren, genügsamen Leben.

Eine positive Ausrichtung hin zum Göttlichen, das heißt eine geistige Entwicklung der Menschheit, würde alles in eine höhere Schwingung bringen – vom Leben des einzelnen Menschen bis hin zum Sonnensystem

Wer höheren Idealen und Werten zustrebt, der Erfüllung der ewigen Gesetze, der wird nicht nur intuitiv erfahren und erleben, was die Menschheit, die Völker wahrlich benötigen. Er wird vor allem von der Urquelle geführt und gespeist, die Mein Vater ist.

Durch die gesetzmäßige Denk- und Lebensweise vieler Menschen würde sich auch ihre Umwelt ändern. Sobald sich das Umfeld des einzelnen Menschen zum Positiven hin verändert, kommt automatisch auch der Wohnplanet Erde in höhere Schwingung. Die Folge davon wären höher entwickelte Lebensformen, sowohl im Pflanzen- als auch im Tierreich. Die Pflanzenwelt würde sich verändern. Höhere Formen mit größerer Lichtintensität würden auf Seele und Mensch ausstrahlen und weitere positive Heil- und Lebenskräfte im Menschen erwecken. Auch die Tierwelt würde sich verändern und an Lichtkraft zunehmen. Die Erde würde leuchtendere und größere und gesunde Früchte hervorbringen, mit wesentlich mehr aufbauenden Substanzen für Seele und Leib.

Die Kräfte der Erde könnten dem Menschen Ungeahntes geben: Ein Leben in Glück und Frieden! Gesunde und harmonische Menschen würden miteinander sein und sich die Erde in rechter Weise untertan machen.

Gedanken sind Kräfte. Positive, göttliche Gedanken und gesetzmäßiges Handeln verändern nicht nur das Strahlungsbild der Erde zum Positiven, Aufbauenden hin, sondern auch das gesamte Sonnensystem. Durch die positive Ausrichtung der Menschheit, hin zum Göttlichen, könnte das gesamte Sonnensystem in seiner Schwingung angehoben werden. Was höher schwingt, empfängt auch vermehrte Kräfte aus dem ewigen Gesetz, Gott. Die geistige Entwicklung der Menschheit würde eine Umwandlung von Niederem in Höheres bewirken: Wenn der einzelne Mensch durch ein lauteres Leben die in ihm wirkenden sieben mal sieben geistigen Kräfte, die Fülle aus Gott, geordnet hätte und somit daraus schöpfen könnte, wären ihm ungeahnte Möglichkeiten gegeben. Die Verwirklichung der ewigen Gesetze hätte die unmittelbare Führung des Gottesgeistes zur Folge, und Gott würde, ihnen bewußt, unter den Seinen sein.

Solange sich jedoch der Großteil der Menschen nur auf die Welt der irdischen Erscheinungen ausrichtet, auf Menschen mit irdischen Fähigkeiten und Qualitäten, wird das Strahlungsbild der Erde mehr und mehr verändert, und die Schwingungen werden heruntertransformiert – sowohl die seelischen als auch die physischen und die Schwingungen des

Erdplaneten. Auf diese Weise verändert sich immer mehr das gesamte Strahlungsbild der Erde.

Was von Anbeginn der Erde zugefügt wurde, fällt auf die Urheber zurück. Das Gruppen-Karma der Menschheit

Was die Erdbewohner seit Bestehen ihres Planeten der Erde zugefügt haben und was nicht gesühnt ist, das wirkt auf die Urheber ein. Dafür tragen ihre Seelen entweder in den Stätten der Reinigung ab, oder sie kommen mit ihren Ursachen so lange wieder in ein Erdenkleid, bis die Ursachen weitgehend getilgt sind.

Bleibt das Denken und Sinnen der Erdbewohner weltverhaftet, dann werden sie auf ihre bereits bestehenden Belastungen immer wieder neue aufbauen. Sie schaffen dadurch nicht nur in sich selbst Ursachen über Ursachen, sondern auch auf und in der Erde.

Die Ursachen können mannigfaltig sein: Es können negative Gedanken des Hasses und des Neides sein, Verleumdungen und Verunglimpfungen. Diese Ursachen tragen sodann die Seelen als Wirkungen an Menschen ab, denen sie dienen müssen, oder an Menschen, mit denen sie ihr ganzes Leben lang zusammensein müssen, weil sie sich einst an ihnen verfehlt oder versündigt haben.

Negative Handlungen können an und in der Erde verübt werden, z.B. durch atomare Aufbereitung und Atomversuche. Solche Ursachen haben umfangreiche Wirkungen: Sie wirken sich in und auf der Erde aus, in den Meeren, Seen und Flüssen, in den unterirdischen Wasseradern, in der Atmosphäre, an Menschen und Tieren.

Allein schon wer diese folgenreichen Ursachen bejaht, macht sich an allem mitschuldig, was darunter zu leiden hat. Das ist sodann ein „Verbund-Karma“ oder Gruppenkarma, ein Karma von sehr vielen Menschen.

Jeder Mensch sollte sich die Frage stellen: Wie verhält sich der Wohnplanet Erde zu all den Menschen, die ihn nicht achten, sondern verunreinigen und dadurch das Leben mißhandeln? Jeder sollte sich fragen, ob auch er an diesem Verbund-Karma Anteil hat oder haben möchte!

Viele Wissenschaftler z.B. suchen und forschen nur im materiellen Bereich. Sie sehen im materiellen Sein die einzige Realität und die einzige Möglichkeit, Erfahrungen sammeln zu können, um eventuell berühmt zu werden. Die weiteren und für sie unsichtbaren Bereiche des Lebens, die erhaltende Kraft, die das Leben in der Materie ist, die das Materielle erhält und die Formen trägt – das Gesetz also, das hinter der Materie wirksam ist – wird nur von wenigen beachtet. Vielen ist die unsichtbare Kraft, das Absolute Gesetz, ein Gedankenbild der Mystiker, das nicht realisierbar zu sein scheint.

Solange sich der Mensch nicht selbst erforscht, was er tatsächlich ist, so lange kennt er sich nur seinem Äußeren nach. Er kennt sich also nicht. Wer sich selbst nicht kennt, der will sich nur in der Welt bestätigen und schafft damit Ursache um Ursache.

Der Mensch ist jedoch ein kosmisches Wesen, das in sich einen geistigen Leib trägt, der Seele genannt wird. Die Seele ist nicht meß- und wägbar, weil sie rein geistig ist und nicht im Schwingungsverhältnis zur materiellen Energie steht.

Nur demjenigen erschließt sich das ewige Gesetz – das heißt das Leben, das hinter der Materie, hinter der dreidimensionalen Welt, wirksam ist –, der zuerst sich selbst erforscht und erkennt, wer und was er ist. Wer die ewigen Gesetze, die im Menschen und in allem Sein wirksam sind, zu verwirklichen trachtet und sie rechtmäßig in der Welt und an der Erde anwendet, der wird aus der göttlichen Weisheit schöpfen und zur inneren Wahrheit finden.

Er wird sodann der wahre Forscher, ein echter Mystiker, der durch die Erfüllung der göttlichen Gesetze in die Tiefe seines Bewußtseins eindringt und von dort Intuition und Offenbarung erhält, um für Mensch und Erde das zu vollbringen, was notwendig wäre, damit die Erde und auch die Menschheit gesundet, damit Friede die Welt durchzieht, anstelle von Haß, Neid, Zwietracht und Krieg.

Der Mensch ist ein Gefangener seines Ichs und seines begrenzten Bewußtseins

Gott ist Energie. Gott ist geistig atomare Kraft; der Mensch kann sie erforschen, und sie kann durch ihn wirken.

Wird die Energie Gott im Menschen wirksam, dann strahlt sie durch ihn hindurch und wirkt durch ihn zum Wohle vieler.

Verstößt der Mensch gegen die irdischen Gesetze, dann wird er zu einer Strafe verurteilt, entweder zu einer Geldstrafe oder zu Freiheitsentzug, den er in einem Gefängnis abzutragen hat. Wer nicht mit Gott ist, der ist gegen Gott. Er „zerstreut - und sammelt Kohlen“ für sich und für viele, die an ihn glauben und Gleiches oder Ähnliches tun.

Ähnliches gilt für Seele und Mensch, wenn sie gegen das ewige Gesetz verstoßen: Das Bewußtsein der Seele verringert sich. Es wird vom menschlichen Ich überlagert. Der Mensch ist ichbezogen. Der Mensch ist also ein Gefangener seines eigenen Ichs. Diese Ichbefangenheit des Menschen sind die Gitterstäbe, durch die er hindurchblickt und nur sieht, was er für recht, gut und wahr hält. Das Ich des Menschen sieht die Welt so, wie das Ich sich selbst sieht und wie es sich in der Welt ausdrückt. Auf diese Weise gestaltet der Weltmensch seine Welt und nimmt damit Einfluß auf seine Umwelt.

Je intellektueller der einzelne ist, um so enger ist sein Bewußtsein. Er ist ein Gefangener seines Ichs.

Die Führungskräfte der Völker, ebenso die Wissenschaftler und Theologen, müssen sich verändern. Solange sie sich die Hand reichen und sich weltlich stützen, werden die Völker selbst und die einzelnen Menschen auf der Erde wenig erreichen, weil die äußere Macht sie bestimmt.

Es sind wenige Große dieser Welt, die sich bemühen, die geistigen Gesetze zu erforschen und die Weisungen des Lebens zu erkennen, durch die die Menschheit gesunden und Befreiung von ihrem auferlegten Joch erlangen könnte, um so ihrem Schicksal zu entrinnen. Menschen, die weltverhaftet sind, werden sich selbst und ihren Mitmenschen nur Schwierigkeiten bereiten. Einerlei, ob sie Wissenschaftler oder Theologen sind – solche Menschen sind nicht die wahren Gelehrten und daher auch nicht die wahren Mystiker, die die Tiefen des Lebens erforschen und schauen können! Solange der Tanz um das goldene Kalb, um Besitz, Ansehen, Würde und Geld nicht aufhört, kann auch keine bessere Welt den Menschen erhalten und ernähren.

Es wird jedoch ein neues Menschentum erwachen! Viele Menschen werden umdenken. Sie sind Gestalter des geistigen Menschengeschlechts, das mit der Erde in Freundschaft lebt und die Erde als einen großen lebendigen Organismus sieht, der bereit ist, dem Menschen zu dienen, indem er ihn ernährt.

Die Erde, ein lebender Organismus, wird durch kosmische Strahlung aufgebaut. Alles ungesetzmäßige Handeln verändert die Strahlung, schafft disharmonische Frequenzen und stört das Gleichgewicht der Kräfte bei sämtlichen Lebensformen der Erde. Atomare Aufbereitung, Erdverlagerungen, Ausbeutung der Bodenschätze, Verlagerung der Erdachse

Der lebende Organismus, die Erde, wird durch die kosmische Strahlung aufgebaut. Das bedarf jedoch all der Substanzen in der Erde, die den Nährboden für die Strahlung bilden, die sodann eindringt und das Leben erhält und fördert.

Das ist die ewige Gesetzmäßigkeit: In der gesamten Unendlichkeit kann sich nichts umwandeln oder bilden, wenn nicht die ewige Kraft – das eherne Gesetz – wirksam ist. Würden sich im Erdreich nicht die Substanzen von bestimmten Metallen und Mineralien und dergleichen befinden, dann könnte die kosmische Strahlung den Erdplaneten nicht befruchten, nicht das Wachstum fördern und somit auch nicht die Substanzen in der Erde zur Vermehrung anregen. Deshalb ist es ein großes Vergehen, wenn der Mensch die Erde ausbeutet und Massenverlagerungen vornimmt. Dadurch verändert er die kosmische Strahlung in und auf der Erde.

Alles sollte organisch wachsen, doch der Mensch greift immer wieder in das Leben ein. Er kreuzte und kreuzt Pflanzenarten, er kreuzte und kreuzt

Tiere, so, wie es ihm beliebt. Er ist erfinderisch und bestrebt, immer neue Pflanzen- und Tierarten hervorzubringen. Das ergibt im Laufe der Zeit ein vollkommen verändertes Strahlungsbild, denn auch die Erde – wie alle anderen Planeten – ist eine Strahlungsform, die auf das kosmische Leben, auf die Strahlung Gott, ausgerichtet ist. Auch der Mensch ist eine kosmische Strahlungsform. Verändert er diese Strahlung durch gegensätzliche Gedanken, Worte und Werke, dann erkrankt er. Solange sich der Mensch nicht ändert und kosmisch denkt und lebt, wird er immer wieder experimentieren, weil seine Seele nach dem sucht, was ihr in vielen Einverleibungen verlorenging: das Licht, die Reinheit und Schönheit.

Jede Handlungsweise, die nicht gesetzmäßig ist, verändert innerhalb der Erdsphäre die kosmische Strahlung. So zum Beispiel brechen die vielen Ecken und Kanten an Häusern und auch Möbeln die kosmische Strahlung. Jeder eckige Gegenstand verändert die Schwingung und die Schwingungszahl in sich und schafft, je nach Material, in einem weiten Umfeld disharmonische Frequenzen. Die dadurch veränderten Kräfte wirken, aufs Ganze gesehen, wiederum auf den Menschen und auf die Naturreiche ein. Auch die sogenannten Wolkenkratzer, die den Menschen dienen sollen – die Erdbewohner expandieren und das bebaubare Land wird kostbar – setzen die Schwingungen und Kräfte frei, die nicht nur die Stadt beeinflussen, in der sie stehen, sondern auch die Atmosphäre, die wiederum auf die Menschen einwirkt.

Erkenne, o Mensch: Wenn sich eine Waage im Gleichgewicht befindet und du nun plötzlich auf die eine Waagschale einen Ziegelstein legst oder ihn gar darauf wirfst, was geschieht dann? Die Waage wird sich sehr stark auf eine Seite neigen, und wenn du den Stein auf die Waagschale wirfst, wird sich das Gerät eventuell verbiegen oder gar brechen.

Erkenne, o Mensch: Ähnliches machst du mit deiner Erde. Die Achse der Erde hat unter anderem die Aufgabe, die Erde im Gleichgewicht zu halten. Doch wie handelt der Mensch? Mit gegensätzlichen und aggressiven Kräften wirkt er auf die Waage der Erde ein.

Der Mensch hat einiges Wissen über Strahlung. Trotz seines Wissens über die Gefahr, die der Erde durch vielerlei Ursachen wie atomare Aufbereitung, Abbau von Gestein und Aushöhlung droht, beutet er, ohne zu überlegen, die Erde weiter aus.

Auch die großen Tunnel durch die Berge und die unterhöhlten Kohlenbergwerksgebiete bewirken eine Veränderung der Erdachse. Infolge solcher Massenverlagerungen von Erdreich und Steinen wird wiederum das Strahlungsbild der Erde verändert und auch die Erdachse.

Der Mensch beutet die Ölvorkommen der Erde aus und verarbeitet sie mit anderen Substanzen, woraus er verschiedene Erzeugnisse herstellt, die er – wie er glaubt – zum Leben benötigt.

Was kann ein durchlöcherter und zum Teil ausgehöhlter Planet bringen? Wie schaut wohl die Waage der Erde aus?

Die vielen großen und kleinen Ursachen wirken sich, in der Summe gesehen, gewaltig auf den einzelnen Menschen aus. Wer sich nicht bemüht, die Harmonie, den Gleichklang der Kräfte, in sich zu wahren oder wiederherzustellen, der leidet darunter.

Die Summe aller Gegensätzlichkeiten ist die Ursache von Krankheit, Leid, Not, Elend, Hunger, Seuchen, Katastrophen und Kriegen: Was der Mensch gesät hat und sät, das wird er ernten.

Der Mensch ist bestrebt, alles ihm noch Unbekannte zu erforschen. Er will das Äußere erfassen und vergißt dabei den zentralen Punkt, das Leben, den Geist, der alle Dinge erhält und alles bewegt.

Unwissend und unbedacht nimmt der Mensch Erdverlagerungen und dergleichen vor, wodurch er auch die atomare Struktur der Erde verändert. Dabei kommen materielle Atome in eine veränderte Lichtintensität. Dadurch verändert sich die Schwingung der materiellen Atome – die letzten Endes die Bausteine der Erde sind.

Die materiellen Atome halten die Erdstruktur zusammen und schaffen die Beziehung zur kosmischen Einstrahlung. Ist diese gestört, weil sich durch Erdverlagerungen oder durch Veränderung der atomaren Struktur die Schwingungszahl der Atome verändert, dann gibt es unweigerlich Dissonanzen im Erdinneren und auf der Erde. Die Auswirkungen dieser disharmonischen Kräfte machen sich in den Naturreichen und auch im Menschen entsprechend bemerkbar.

Die Grundlage allen Seins ist jedoch der Geist. Ein materielles Atom ist nichts anderes als ein kristallisiertes geistiges Atom, das sich im Laufe von Jahrmilliarden durch Verlagerungen oder Änderungen der Strahlungsintensität mit unterschiedlich schwingenden Kräften umgab.

Die materiellen Bausteine - wie auch immer der Mensch sie zu nennen pflegt, Atome, Moleküle oder Elementarteilchen - sind nichts anderes als heruntertransformierte göttliche Energien. Das Licht wurde durch falsches Empfinden, Denken und Handeln kristallisiert. Es wird Materie oder Feststoff genannt.

Was für den Menschen nicht heilsam ist, ist auch für die Erde nicht förderlich. Und was für das Leben der Erde nicht gut ist, ist auch für den Menschen nicht heilsam. Der Mensch ist nun einmal ein Produkt dieser Erde und somit mit ihr identisch. Ist die Erde krank, dann wird auch das Produkt, der Mensch, erkranken.

An dem nun folgenden Beispiel sollst du erkennen, wie der Mensch mit der Erde verfährt, mit dem großen Organismus, der die Versorgungsquelle für die Menschen ist:

Der Chirurg nimmt bei einem Menschen eine Organverpflanzung vor, die nach dem ewigen Gesetz ebenso ungesetzmäßig ist wie das Experimentieren in und auf der Erde. Nach der Organverpflanzung muß der Patient verschiedenartigste Medikamente zu sich nehmen, damit der Körper das fremde Organ nicht abstößt.

Das Fremdorgan ist im Patienten eine Fremdschwingung. Früher oder später – und sei es erst nach Jahren, wenn der Organismus dieses Menschen gegen die Medikamente immun wurde – reagiert der physische Leib. Schwierigkeiten treten auf; der Körper versucht nun, das Fremdorgan abzustoßen.

An diesem Beispiel erkennst du, o Mensch, daß zwei verschiedenartige Schwingungen, die zusammengeführt wurden, immer wieder zu Dissonanzen führen.

Was also der Erde, dem Organismus, tagtäglich zugeführt oder entzogen wird, wirkt sich auf den Naturkörper, die Erde, aus – und auf den Urheber, den Menschen, der ein Produkt der Erde ist.

Die Erde, der große Erdmensch, wird tagtäglich von Menschen mißhandelt. Im übertragenen Sinne besitzt auch er seine Organe und seinen Kreislauf: die Meere, Seen und Flüsse, die Wasseradern, die Erdmagnetfelder, den Nord- und Südpol, die Naturreiche und einiges mehr.

Im übertragenen Sinne heißt das: der Mensch nimmt auf und in der Erde beständig „Organverpflanzungen" vor. Die Auswirkungen erlebt der Mensch täglich aufs neue in und auf den verschiedenen Erdteilen.

Jeder Kontinent hat sein spezielles Magnetfeld, das entsprechend seinen dort lagernden Metallen, Erzen und gesamten Bodenschätzen Schwingungen aussendet, die von den Magnetströmen der ganzen Erde und allem, was darauf lebt, den Menschen, Tieren, Pflanzen und Steinen, übertragen werden.

Werden erhebliche Mengen an Bodenschätzen von Kontinent zu Kontinent ausgetauscht und wiederum verändert, das heißt für vielerlei Zwecke aufbereitet, verarbeitet und entsprechend angewandt, dann verändert sich die Strahlungsintensität der Erdteile, denen sie entnommen und auf denen sie gelagert oder aufbereitet wurden.

Du, o Mensch, hast gehört: die Magnetströme sind die Tonträger des Erdmagnetfeldes. Auf Grund dieser Töne, die, wie alles, Schwingungen sind, verändert sich ebenfalls die Erdstruktur. Jeder Ton wirkt, mehr oder weniger, je nach Intensität und Klang, auf die Eigenschaften und Gene der Menschen und Tiere ein. Auch Pflanzen und Mineralien reagieren auf Töne. Alle Veränderungen, die seit dem Fallgedanken der Fallwesen und im weiteren Verlauf der Verdichtung zum Menschen von diesen ausgingen, registrierte und registriert die gesamte Erde und damit auch der Kreislauf des Wohnplaneten, die Wasseradern.

Die Menschheit wie auch sämtliche Tiere der Luft, der Erde und der Gewässer sind von den Schwingungen des Erdplaneten abhängig. Alles Sein reagiert auf Töne, Farben und Formen. In der gleichen Weise, wie sich der Mensch zur Erde verhält, kommt das Echo von der Erde zurück.

Aussterben vieler Tier- und Pflanzengattungen, Veränderung der Instinkte

Durch das gegensätzliche Einwirken des Menschen auf den Naturkörper, die Erde, starben und sterben viele Tiergattungen aus, und andere Tierformen, mit wieder anderen Eigenschaften, entwikkeln sich neu. Ähnliches geschieht im Pflanzenreich. Viele Pflanzen sterben aus, und andere Arten treten auf, die in ihrer Wirkungsweise vom Menschen noch nicht erkannt sind. Die Gesinnung des Menschen und seine Eigenschaften wirken sich in jeder Zeitepoche anders aus.

Die Menschheit lebt in einer sich ständig verändernden Erde und Erdatmosphäre. Die vom Menschen ausgelösten Dissonanzen, seien es Farben, Formen oder Töne, wirken auch störend auf das Nervensystem derer ein, die sich schwingungsmäßig in diesen Strahlenpegeln befinden.

Dem Menschen ist durch Mich geboten, sich durch edle Gesinnung geistig höherzutransformieren, auf daß er an wahrer Erkenntnis und wahrem Leben reicher wird. Da die Seele des Menschen nicht von dieser Welt ist, ist es sowohl der Seele als auch dem Menschen möglich, sich auf den Weg zur Evolution zu begeben, um aus dem kosmischen Leben zu schöpfen und sich die Erde in rechter Weise untertan machen zu können.

Jede Dissonanz, ob sie von der Erde ausgeht oder aus der Belastung des Menschen kommt, wirkt sich auf vielfältige Art und Weise aus. Ein gereizter, disharmonischer Mensch versucht verschiedene Möglichkeiten, um sich zu entspannen; z.B. durch vermehrtes Essen oder Trinken oder durch gesteigerte Sinnlichkeit. Diese Anzeichen und ihre Auswirkungen weisen in ihrer Vielfältigkeit ein breites Spektrum an Negativem auf und vermehren die tierischen Neigungen im Menschen.

Der Weltmensch lebt in den Tag hinein, ohne an seinen Nächsten und seine Übernächsten zu denken, an die Tiere und die Pflanzen. Die höheren Ideale und Werte sind dem fremd, der weltbezogen ist und nur an sich denkt.

Als Folge des Eingreifens in die Naturgesetze verändert sich auch der Instinkt der Tiere, den Ich, Christus, das Empfindungsleben nenne. Es verändert sich von Zeitepoche zu Zeitepoche, da der Mensch sich beständig verändert und sich der Gesinnung anderer unterordnet.

Insbesondere die Haustiere haben unter der Behandlung durch die Menschen und ihren Ansichten zu leiden. Sie ganz besonders verändern ihre Lebensweise, da der Mensch durch sein Einwirken auf sie, auch auf ihre Gene, Einfluß nimmt. Viele Tiere sind verängstigt und gereizt. Ihr Instinkt ist vollkommen auf das Materielle und auf die Gedankenwelt des Menschen ausgerichtet. Je nach Mentalität und jahrtausendelanger Fehlentwicklung - und auch durch Kreuzungen der Tiergattungen - nahmen die Tiere manche Gewohnheiten der Menschen an.

Unter den reinen Formen in den geistigen Naturreichen gab es nicht den Trieb, sich gegenseitig zu bekämpfen und zu verzehren, ebensowenig, wie es Aggressionen und Feindseligkeiten unter den reinen Geistwesen gibt. Es ist die Folge der Verdichtung der Fallwesen, das heißt ihrer Entfernung von ihrer Bestimmung, und damit ihre Degenerierung, daß sich Tiere feindlich gegenüberstehen, sich bekämpfen und töten, ebenso, wie es die Menschen tun.

Das heißt: Im Laufe ihrer Entwicklung nahmen viele Tiergattungen, je nach ihren Eigenschaften und Prägungen, die gleichen Neigungen an, wie es auch die Menschen taten. Das Schwingungsfeld vieler Tierarten ist dem vieler Menschen ähnlich.

Auch die Falschheit der Menschen findet sich bei Tieren. Der Kuckuck z.B. legt seine Eier in fremde Nester, und die Elster verzehrt die Eier anderer Vögel. Diese zwei Beispiele sind nicht die einzigen dieser Art. Die Lieblosigkeit der Menschen, die kein Ausmaß kennt, herrscht jetzt auf ähnliche Art und Weise im gesamten Tierreich.

Die Störung der Magnetfelder, das heißt der Energiepotentiale, bei allen Lebensformen führt zu unterschiedlichsten Krankheiten

Jede Lebensform hat, entsprechend ihrer geistigen Entwicklung, ihr eigenes Energiepotential, ein magnetisches Feld. Sowohl der Mensch wie auch das Tier, die Pflanze und der Stein strahlen den Bewußtseinsgrad aus, der ihrem Energiepotential entspricht. Der Mensch nennt die Bewußtwerdung Ausstrahlung des Bewußtseinsgrades oder Aura.

Nur der Mensch wechselt seine Aura. Entsprechend seiner Empfindungs-, Denk- und Handlungsweise ändern sich deren Farben und Formen.

Infolge des Fehlverhaltens des Menschen gegenüber seinem Nächsten und Übernächsten - dem Tier und auch den Pflanzen und, im Gesamten gesehen, auch dem Erdplaneten gegenüber - sind beständig das Erdmagnetfeld und die Magnetströme gestört. Daraus ergeben sich auch beim Menschen unterschiedliche Spannungen im magnetischen Feld. Ebenso leiden Tiere, Pflanzen und alle anderen Lebensformen unter den Dissonanzen im magnetischen Feld der Erde. Im weiteren Verlauf bewirken diese Dissonanzen weitere gegensätzliche Spannungen in Mensch und Tier.

Ist das Erdmagnetfeld gestört und verstärken sich die Dissonanzen in den magnetischen Feldern der Menschen und Tiere, dann wirkt sich das auch auf die Gene der Menschen und der Tierwelt aus. Das führt zu den unterschiedlichsten Krankheiten.

Die Rolle des Nervensystems bei der Entstehung von Krankheiten und Schicksalsschlägen

Das Sonnengeflecht, ein zentraler Nervenkomplex im Menschen, ist eine wichtige Schaltstelle im Nervensystem. Sie kann erheblich beeinflußt werden. Wird diese Schaltstelle einschließlich des Nervensystems durch Dissonanzen verschiedener Art in Mitleidenschaft gezogen, dann können Krankheiten und Schicksalsschläge die Folge sein.

Dissonanzen entstehen z.B. durch Töne, grelle oder dunkle Farben, durch Gedanken des Hasses, des Neides, durch Streit, durch grüblerische, ziellose Gedanken, durch schwerwiegende Probleme und Sorgen, durch Nachdenken über schon längst Vergangenes, durch Nichtvergebenkönnen oder durch weitere Schwierigkeiten, die der Mensch nicht loszulassen vermag.

Wer sich von seinen Gedanken und Wünschen treiben läßt, wer sich täglich mit seinen Problemen beschäftigt, der verliert die Ausrichtung auf Edles und Schönes. Er sieht sich nur noch unverstanden und leidend. In diesem apathisch-gereizten Zustand nimmt er viele gegensätzliche Schwingungen auf, negative Gedanken, die in vielen Fällen der Anlaß sind, daß in seinem Inneren eine Belastung wirksam wird, die sich sodann im oder am Menschen als Krankheit oder Schicksalsschlag äußert.

Die Auswirkungen sind nicht physisch bedingt, sondern seelisch, weil sich das Nervensystem, das überleitende Netz des Körpers zur Seele, verkrampfte, wodurch sich die Lebenskraft verringerte. Das bewirkt eine verstärkte Bewegung im Seelischen und löst unter Umständen Belastungen, also seelische Ursachen, aus, die sich sodann im Körper als Wirkung zeigen.

Das Nervensystem, auch Nervennetz genannt, ist von grundlegender Bedeutung bei der Entstehung von Unpäßlichkeiten, Krankheiten und Schicksalsschlägen.

Die Magnetströme und ihre Beziehung zum Menschen. Heilsame und schädliche Wirkung der Sonnenstrahlen

Wie schon offenbart, sind die Magnetströme die Tonträger des Erdmagnetfeldes. Ist das Magnetfeld der Erde disharmonisch, dann sind auch die Magnetströme gestört. Diese Wechselwirkung – einmal Harmonie, dann wieder Disharmonie – bewirkt auch im Menschen, daß einmal die Magnetströme der Erde heilsam, ein andermal wieder schädlich für ihn sind. Es kommt ganz darauf an, wie Seele und Mensch schwingen, wie ihr Energiefeld bestellt ist.

Da auf dieser Erde alles relativ ist, kommt es ganz auf das Denken und Leben des einzelnen an, ob und auf welche Weise die magnetischen Kräfte Einfluß auf ihn nehmen. Die Resonanzen der Magnetströme sind zu jeder Jahreszeit, an jedem Tag, ja sogar in jeder Stunde verschieden. Daher nehmen sie auch, je nach ihrer Schwingung, unterschiedlichen Einfluß auf die Menschen und auf die Naturreiche.

Den Dissonanzen der Magnetströme unterliegen nur diejenigen Menschen, die selbst disharmonisch sind. Denn nur Gleiches wirkt auf Gleiches ein. Ein geistig ausgerichteter, harmonischer Mensch nimmt hingegen immer weniger Dissonanzen auf. Im Verlaufe seines geistigen Reifens ist es ihm sogar möglich, die gegensätzlichen Schwingungen positiv zu beeinflussen oder sie zu neutralisieren.

Obwohl die Magnetströme der Erde durch beständige Veränderungen – die Folge der vielfältigen Beeinflussungen durch den Menschen – sehr gegensätzliche Resonanzen übertragen können, so sind doch für Menschen, die eine richtige, positive Einstellung zum Leben haben, bestimmte Frequenzen heilsam.

Menschen, die eine positive Beziehung zu den Naturreichen haben, können ihr eigenes Magnetfeld an den positiven Kräften der Erdmagnetströme aufladen. Vor allem in den Morgenstunden, wenn die Sonne mit ihren ersten Strahlen den Erdteil erhellt, sind die positiven Kräfte der Magnetströme besonders heilsam. In diesen frühen Stunden des

Tages sind sie stärker mit der Odkraft, der Heil- und Lebenskraft, angereichert, weil sich auf dem Erdteil, wo es Nacht ist, die negativen Schwingungen – das viele gegensätzliche Denken, Sprechen und Handeln des Menschen – vermindern, während der Mensch schläft. Wenn es still geworden ist, strömt die geistige Kraft, die Odkraft, stärker zur Materie.

Um die Mittagszeit leiten die Magnetströme mehr Sonnenpartikel auf die Erde. Diese durchdringen nicht nur den Wohnplaneten, sondern auch die Menschen, da der Mensch ein Teil der Erde ist. Die bewußte Aufnahme dieser Energieträger ist nur dann ratsam, wenn sich der Mensch keiner unmittelbaren und starken Sonnenbestrahlung aussetzt. Die Mittagshitze ist nicht gut für die Nerven des Menschen. Zu viele Sonnenpartikel bewirken unter Umständen große Unruhe. Starke Sonneneinstrahlung verkrampft das Nervensystem und ruft im Körper Unruhe hervor. Sie wirkt sich belastend auf die Schilddrüse des menschlichen Körpers aus, was wiederum unterschiedliche Störungen im menschlichen Organismus bewirkt.

Viele Sonnenpartikel können an Seen, Flüssen und Meeren aufgenommen werden. Ist es jedoch heiß, dann sollte der Schatten aufgesucht werden. Bei Hitze sind auch im Schatten viele Sonnenpartikel. Werden sie in rechter Weise aufgenommen – das heißt, wenn der Mensch im Schatten bleibt –, dann stärken sie das Magnetfeld des Menschen und stabilisieren seinen Kreislauf.

Schädlinge, Parasiten, Bakterien und Viren sind Produkte des Fehlverhaltens der Menschheit

Die beständigen Veränderungen des Erdmagnetfeldes bringen auch Tiergattungen hervor, die der Mensch Schädlinge oder Parasiten nennt. Diese störenden und für den Menschen lästigen Lebensformen sind nichts anderes als Ausgeburten menschlichen Denkens und Handelns, also eine Folge des Fehlverhaltens des Menschen. Sie werden von den Magnetfeldern durchdrungen und belebt. Das Milieu, in dem Schädlinge entstehen, sind Müllhalden, verunreinigte Gewässer, radioaktive Tümpel, Kläranlagen, die Abstrahlungen von Atomreaktoren, Atommülldepots, Abwässer und ähnliches.

Der menschliche Körper ist ein Gedankenkörper. So, wie der Mensch empfindet, denkt, spricht und handelt, so ist er, und so nimmt er Einfluß auf seine Umwelt. Entsprechend seiner Denk- und Handlungsweise ist er auch der Mitgestalter seiner Zeit. Jeder Mensch gestaltet und formt seine Umwelt und das Menschengeschlecht seiner Zeitepoche. Das Denken und Handeln des Menschen prägt die Zeit, die Welt, das Geschick der Völker.

Der Mensch selbst schafft durch sein Fehlverhalten, durch sein gegensätzliches Denken und Tun die schon erwähnten Schädlinge, die Parasiten. Ebenso sind auch schädliche Bakterien und Viren Produkte eines eventuell über mehrere Zeitepochen hinweg bestehenden Fehlverhaltens der Menschheit.

Die Beziehung zwischen inkarnierter Seele und der jeweiligen Zeitepoche. Einflüsse von Seelengemeinschaften

Alles menschliche Denken und Handeln wirkt sich so aus:

Die Seele kommt, je nach Belastung, so lange wieder in einen Erdenkörper, in einen menschlichen Leib, bis sie weitgehend ihre Schuld getilgt hat. Einen großen Teil ihres früheren Fehlverhaltens – menschliche Regungen, Neigungen und Wünsche – kann sie wieder mit in diese Welt, mit in eine weitere Einverleibung nehmen. In der Zeitepoche, in der sie wieder in einem neuen Menschenkleid ist, wird sich dann, entsprechend ihrer Belastung, das auswirken, was diese Zeitepoche prägt. Dabei wirken Kräfte – wie die Atmosphärische Chronik oder gleiche und ähnliche Gedankenformen gleichgesinnter Menschen – zusätzlich auf die Belastungen der wieder einverleibten Seele ein. Sie fördern die Regungen und Neigungen, Wünsche und Leidenschaften, von denen in dieser Zeitepoche oft viele Menschen bestimmt werden.

Eventuell gehört die jetzt einverleibte Seele, in der nun bestimmte Wünsche, Sehnsüchte, Regungen und Neigungen wirksam werden und ausstrahlen, zu den Menschen, die Gleiches oder Ähnliches anstreben. Gehört sie, die nun von diesen unsichtbaren Kräften berührt wurde, zu dieser Gruppe oder Masse Gleichgesinnter, dann ist sie Teil eines Gruppenkarmas, das diese Menschen untereinander verbindet und das sie in der Welt miteinander lösen sollten.

Deshalb wirken immer wieder zwei Gegenpole in dieser Welt: Die einen wollen z.B. das Atom als Energiequelle und atomare Waffen, weil sie sich eventuell im früheren Erdenleben damit beschäftigt haben und vielleicht schon für diese Zeitepoche vorgearbeitet haben. Andere wollen keine Atomenergie. Sie waren schon in den Vorleben deren Gegner. Sie wollen die natürliche Energie, die die Erde den Menschen, die sie erkennen und nutzbar machen, in reicher Fülle gibt.

Oder: Die einen wollen die Organisation Kirche unterstützen, weil sie in den Vorleben eventuell Päpste, Kardinäle, Bischöfe, Priester, Laien oder Anhänger in dieser Glaubensanschauung waren. Andere wieder wollen dem freien Geist zum Durchbruch verhelfen und ohne kirchliche Dogmen und Riten dem Nazarener nachfolgen. Sie nehmen allein Seine Lehre als Maßstab für ihr Leben.

Oder: Die einen wollen diese Regierung, wieder andere jene, je nach dem Gedankengut, das die Seelen mitgebracht haben.

Das alles und noch viel mehr spielt sich auf der materiellen Ebene, in der Erdenschule der Seele, ab.

Der Läuterungsprozeß der Seele in den Reinigungsebenen ist schmerzhafter

Die Bereiche, in denen die entkörperten Seelen leben, werden von ähnlichen Vorstellungen, Wünschen, Leidenschaften, Neigungen und Interessen geprägt – je nachdem, was die Seelen von der Erde her mitgebracht haben.

Dort leben und handeln die unerwachten, weiterhin nur auf die Materie bezogenen Seelen in einem traumähnlichen Zustand. Sie können dort keine neuen Ursachen schaffen, weil sich ihr Leben und Handeln nur in ihrer Traumwelt vollzieht und daher nichts zur Ausführung gelangt.

Krankheiten, Nöte und Sorgen erstehen im Seelenreich als Bilder, die der Seele Schmerzen und Gewissensqualen bereiten. Die Seele erlebt im Reich der Seelen in allen Einzelheiten das, was sie verursacht hat. In der materiellen Welt treten die – im Seelenreich als Bilder und Schmerzzustände erlebten - Ursachen als Krankheit, Not und Schicksal in Erscheinung.

Auf der Erde ist die erhöhte Gnadenzeit: Der Seele im Menschenkleid ist es möglich, die Leiden ihrem Körper teilweise oder ganz zu übertragen. Deshalb kann auf der Erde, im materiellen Körper, eine Seelenreinigung wesentlich schneller vollzogen werden als in den Seelenreichen, weil es während der Inkarnation zwei Körper sind, die tragen: Seele und Leib. Außerdem lindert, neutralisiert und hebt in Raum und Zeit die Gnade vieles auf.

In den Seelenreichen gibt es weder Zeit noch einen zweiten Körper. Dort vollzieht sich die Läuterung der Seele viel schmerzhafter und in längeren Zyklen. Das heißt, die Seele durchlebt ihr Fehlverhalten noch einmal in allen Einzelheiten, bis sie sich darin selbst erkennen lernt und durch Reue, durch Bitte um Vergebung und durch Vergeben vollzieht, was sie zu vollbringen hat, damit die Bilder – all das Geschehen, in dem sie unmittelbar lebt – schwinden.

Im Erdenkleid sind es oftmals nur Erinnerungen an unangenehme Geschehnisse, an die sich der Mensch meist gar nicht mehr in Einzelheiten erinnert, oder es ist eine Krankheit, die er zu durchleiden hat, bei der ihm jedoch geholfen werden kann – und sei es nur durch schmerzlindernde Mittel.

Im Seelenreich dagegen gibt es nur das eine schmerzlindernde Mittel: Übergib dein Fehlverhalten dem Herrn, dem heilenden Licht.

Der Mensch nimmt die Viren auf, die in ihrer Schwingung mit der Belastung seiner Seele und mit seiner Körperschwingung übereinstimmen

Die Seele bringt also ihr Reisegepäck ganz oder teilweise wieder mit in diese Welt. Im Laufe des Menschseins wird es durch gleiche oder ähnliche negative Gedanken berührt. Dadurch schwingt es in den Körper des Menschen ein und wird ihm immer mehr bewußt.

Meist hat der Mensch auch einen Beruf, der den in ihm liegenden Neigungen entspricht. Die Belastungen der Seele fallen als Gedanken in das durch eine bestimmte Tätigkeit programmierte Gehirn. Der Mensch spricht hier auch von „Intuition“ oder Einfall. Dann läuft es so ab:

Zuerst kam der Gedanke, dann das Wort. Der Mensch geht zu Gleichgesinnten und trägt sein Gedankengut vor. Greift der Nächste das Gedankengut auf, dann kommt es eventuell zur Ausführung. Da alles in der Welt, was der Mensch geschaffen hat, nur eine gewisse Zeit besteht und erhalten werden kann, zerfällt es wieder – dafür gibt es dann die Müllhalden und die Kläranlagen.

Durch Einfall entstanden z.B. Atomwaffen und Atommeiler.

Das verunreinigte Kühlwasser der Atommeiler fließt in die Flüsse und Seen, dann in die Meere. Das Endergebnis ist eine Verunreinigung der Erde ohnegleichen: Tiere und Pflanzen sterben, oder Tiere verändern ihre Gene und die Pflanzen ihre Eigenschaften. Das Wasser wird zum Tümpel und die Müllhalden zu Brutstätten sogenannter Parasiten, Viren und schädlicher Bakterien. Gleiches und Ähnliches vollzieht sich in den Seen und Meeren.

Das heißt also: Die Parasiten, Viren und schädlichen Bakterien sind das Werk der Menschen.

Was der Mensch sät, wird er ernten: Die Parasiten nehmen überhand. Die dagegen angewandten Spritzmittel und auch die künstlichen Düngemittel töten wohl so manche Lebensarten – doch gleichzeitig fördert die Chemie wieder andere Schädlinge und wieder neuartige Viren und schädliche Bakterien. Sie können von der sogenannten Wissenschaft kaum mehr erfaßt und erforscht werden, weil sie auch mit den feinsten technischen Geräten nicht mehr erfaßbar sind. Sie sind wiederum gegensätzliche Kräfte, die auf die Gene einwirken – und schwingungsmäßig auf die belastete Seele – da, wie schon offenbart, alles Schwingung ist. Sie fördern Krankheiten, die für den Menschen der heutigen Zeit zum großen Teil noch unerkannt sind. Darunter fallen auch bestimmte Krebsarten. Einzelne Krebsarten werden von Viren übertragen.

Die Anlagen für diese Krebsarten waren bereits als Belastung im Menschen oder in der Seele des Menschen. Das Milieu, in das sich der Mensch sodann durch weiteres falsches Denken und Verhalten begibt, bewirkt, daß er diejenigen Viren aufnimmt, die in ihrer Schwingung mit einigen Belastungen seiner Seele übereinstimmen. Das gleiche gilt für die Körperschwingung. Ist diese in Übereinstimmung mit bestimmten Viren oder schädlichen Bakterien, dann nimmt sie der Körper auf. Er infiziert sich, weil in den Genen schwingungsmäßig Ähnliches vorliegt.

Somit muß auch offenbart werden, daß bestimmte Krebsarten ansteckend sind.

Der Unwissende bekämpft
alle Plagen und Gefahren.
Der Wissende erkennt und bekämpft das
Negative, den größten Feind, in sich

Deshalb muß dem Menschen immer wieder in Erinnerung gebracht werden: Achte auf deine Gedanken! Bemühe dich, tagtäglich die Gedankenkontrolle durchzuführen! Übergib das Negative, und handle nach dem Gesetz, indem du Liebe statt Haß säst, indem du Wohlwollen statt Eifersucht und Leidenschaft säst! Sieh allezeit das Wohl der Menschen und der Erde vor dir! Dann wirst du Gutes tun.

Auf diese Weise kann in deiner Seele vieles neutralisiert und umgewandelt werden. Negatives, also Belastendes wie Krankheit und zerstörerisches Tun, findet die Umwandlung. Du bleibst oder wirst gesund. Statt zerstörerisch zu handeln, wirst du ein wohlwollender, gütiger Mensch, der das Leben achtet und schätzt.

Das gleiche, was der Mensch an Negativem aussät und dann als Wirkung tragen muß, das kann er auch im positiven Sinne aussäen. Dann ist die Wirkung eine heile und gesunde Welt, in der friedvolle Menschen leben, die das Wohl aller fördern und sich dafür einsetzen – also für den Frieden in dieser Welt.

Der unwissende Mensch bekämpft alles, was ihm als Plage oder Gefahr erscheint. In Wirklichkeit aber ist er selbst der Urheber der Plagen und Gefahren. Er selbst müßte sich also bekämpfen; das heißt seine eigenen Wünsche, Sehnsüchte, Neigungen und Regungen erkennen und sie Mir, dem Christus, übergeben. Ich Bin die positive Kraft, die das Negative umwandelt und durch positive, göttlich eingestimmte Menschen die Welt erhellt und Frieden bringt. Da sich jedoch jeder Mensch selbst immer wieder als den „Besten" sieht, sagt er seinem Nächsten den Kampf an.

Erst wenn der Mensch erkennt, daß er selbst der Urheber all seiner positiven und negativen Empfindungen, Gefühle, Gedanken, Regungen und Neigungen ist, wird er auf sich selbst blicken und in sich das bekämpfen, was er bisher in seinem Nächsten zu sehen glaubte.

Der Nächste, an dem sich der Mensch erregt, ist nur sein Spiegel. In ihrer Welttrunkenheit erkennen sich viele nicht – und sehen deshalb auch nicht den größten Feind in sich selbst, der das Leben der Erde und seines Nächsten und letzten Endes sein eigenes Leben zerstört. Solange sich der einzelne nicht selbst bekämpft, indem er seinen Charakter veredelt, wird er immer wieder bei anderen gegen das vorgehen, das er letzten Endes selbst ist.

So ist der Mensch selbst der Schädling; er ist der Virus und die schädliche Bakterie. Denn er ist der Urheber all dessen, was auf die Welt zerstörerisch einwirkt.

Die Ausstrahlung des Menschen zeigt, wie seine Seele beschaffen ist – und zeigt, wer er ist

Die unwissenden Menschen pflegen nur ihre äußere Hülle, den irdischen Leib, doch auf ihre Gedanken achten sie selten.

Die vielen menschlichen Dissonanzen wirken beständig auf das Nervensystem des Menschen ein, welches das Verbindungsnetz zur Seele ist. Durch ein verkrampftes Nervensystem fließen Meine Heil- und Lebenskräfte nur bedingt in den Körper des Menschen ein. Das bewirkt, daß seelische Belastungen aufbrechen und Körperorgane geschwächt werden.

Jeden Augenblick registriert das Nervensystem die Empfindungen, Gedanken, Worte und Handlungen. Jede äußere Disharmonie, die in das Innere des Menschen einschwingen kann, weil dort gleiche oder ähnliche Resonanzen vorliegen, bewirkt Störungen im Körper. Das Resultat ist eine weitere Verkrampfung des Nervensystems. Die Folgen sind Müdigkeit, Lustlosigkeit, Apathie, Streit und Zank. Der Mensch ist nicht mehr Herr seiner Kräfte. Die weiteren Folgen sind Schicksalsschläge und Krankheiten.

Was also im Inneren, in der Seele, vorhanden ist – Licht und Schatten –, kann von außen erweckt oder verstärkt werden durch Lärm, negative Gedanken, durch bestimmte Gedankenformen, durch Viren, schädliche Bakterien, durch Streit und durch Zank.

Die Wirkung zeigt sich sodann im Körper, je nach Intensität dessen, was in der Seele vorlag und vorliegt.

Jede Körperzelle hat ein Geistbewußtsein sowie ein Unter- und Oberbewußtsein. Über das Geistbewußtsein der Zelle fließen die Kräfte in den gesamten Zellaufbau und erfassen die Organe, den gesamten Körper. Die Zellmembran leitet sowohl die positiven wie auch die negativen Kräfte weiter. Sie bewirkt unter anderem den Schwingungsgrad des Menschen. Wie der Mensch also schwingt, so ist er. Seine Empfindungen, Gedanken, Regungen und Neigungen, seine Leidenschaften, alles, was er tagtäglich bewegt – auch seine Krankheiten, seine Unpäßlichkeiten, Sorgen und Nöte –, ist seine seelische Frequenz.

Wenn der Mensch z.B. immer wieder ein und dieselben Fehler begeht, dann werden diese negativen Schwingungen vom Geistbewußtsein der Körperzellen registriert. Die Folge davon ist, daß sich die Seelenpartikel verschatten. Auf diese Weise baut sich sodann in der Seele, in den Seelenpartikeln, eine Seelenschuld auf.

In den Seelenpartikeln der Seele bilden die geistigen Atome den Resonanzboden. Vom Nervensystem ausgehend, beginnt sodann im weiteren Verlauf der Resonanzboden der Seele zu schwingen. Die Seele kommt sodann in Vibration und nimmt die Gefühls-, Empfindungs- und Gedankenschwingungen auf. Sie infiziert sich mit dem Menschlichen.

Das gleiche geschieht mit den positiven Kräften. Ist der Mensch harmonisch, ausgewogen, ist er selbstlos, nicht mehr auf sich bezogen, dann strömen diese positiven Kräfte in die Seele ein. Dort bewirken sie Harmonie und Frieden. In dieser inneren Ausgewogenheit, in der Harmonie und im Frieden, kann sodann vom Geist des Lebens manche Seelenschuld umgewandelt oder teilweise aufgehoben werden, die durch weiteres falsches Denken den Körper hätte heimsuchen können.

Jede Schwingung, sowohl die positive als auch die negative, die der Mensch durch Wiederholen ein und derselben Gedanken, Worte oder Handlungen verstärkt, findet entsprechenden Einlaß in die Seele, das heißt in das Buch des Lebens. Je nach Lebensweise des Menschen also verändern sich die geistigen Atomarten in der Seele, in den Seelenpartikeln. Die Wesenskräfte jedes geistigen Atoms richten sich bei positiver Lebensweise auf den Urkern der Seele, auf deren Wesenskern, aus, der das Herz des Geistwesens ist.

Lebt der Mensch negativ, schafft er eine Ursache nach der anderen, so wenden sich die geistigen Atome vom lebenspendenden Urquell, dem Wesenskern der Seele, dem Herzen des Geistwesens, immer mehr ab und wenden sich weltlichen Schwingungen zu. Auf Grund dieser Umpolung vom Geistigen zum Weltlichen, zum Menschlichen, verschatten sich die Seelenpartikel. Denn sie belichten sich stets entsprechend dem menschlichen Empfinden, Denken, Reden und Handeln. Das sind geistige Abläufe, die der Mensch weder messen noch wiegen kann.

Die Ab- und Ausstrahlungen der Seele, all dessen, was in der Seele gespeichert ist, bilden die Seelenhüllen. Die Seelenhüllen prägen die Struktur des Menschen. Sie ist fein oder grob, je nachdem, was in den Seelenpartikeln liegt, Unreines oder Reines, Verschattetes oder Lichtes, Gebundenheit oder Freiheit, Menschliches oder Göttliches.

Das Aussehen des Menschen spiegelt seine Seele: entweder Schönes und Reines oder Dumpfes, Unschönes bis Häßliches. Ein hübscher Mensch ist noch lange kein schöner Mensch. Hübsch können viele sein. Doch ob sie schön werden und schön bleiben, das bestimmt der Mensch schon in jungen Jahren.

Die äußere Gestalt des Menschen, das Aussehen, z.B. das Schöne und Edle, die Anmut und das Ausgewogene, sind die reinen Attribute der Seele. Nicht das kurzzeitige Aufblühen der Jugend, das Hübsche, ist das, was die Seele hervorbringt. Das ist körperbedingt. Sondern die Ausstrahlung des Menschen zeigt, wie seine Seele beschaffen ist, und, letzten Endes, wer er ist.

Das Fehlverhalten der Menschen verändert die Funktionen der Erdmagnetfelder und Magnetströme

Eines wirkt auf das andere ein und reflektiert wiederum das, was vom Menschen hineingedacht oder auch vollzogen wurde.

So z.B. verändern Chemikalien, die dem Erdboden und dem Wasser zugeführt werden, das Erdmagnetfeld, das der Spiegel der Erde ist. Wenn der Mensch der Erde aufbereitete chemische Stoffe zuführt, so verändert er damit auch die Spiegelung des Erdmagnetfeldes – und letzten Endes die Magnetströme.

Die Sonne und die sie umgebenden Planeten strahlen ein auf die Erde, den Wohnplaneten des Menschen. Sie durchdringen Mensch und Erde mit ihren Kräften.

Sind die Erdmagnetfelder – als Gesamtheit Erdmagnetfeld genannt – nicht mehr ordnungsgemäß auf die Einstrahlung der Sonne und Planeten ausgerichtet, da die Spiegel, die Magnetfelder, matt und zum Teil zerrissen sind, so bringt die Erde immer wieder andere Werte und auch andere Tiere, Pflanzen und Formen hervor.

Die Magnetfelder haben vielfältige Aufgaben. Sie leiten unter anderem auch die Befruchtung der Tiere ein und nehmen auf sie Einfluß.

Ähnlich, wie sie auf die Tierwelt einwirken, werden durch sie auch die sogenannten Schädlinge beeinflußt: die Parasiten und alle Lebensarten, die durch das Fehlverhalten der Menschen entstanden sind; denn diese besonders reagieren auf die Dissonanzen der Magnetströme. Das gilt auch für die Viren und schädlichen Bakterien.

Je größer das Potential negativer Kräfte wird, um so stärker nehmen die Dissonanzen der Magnetströme Einfluß auf die Parasiten, Viren und schädlichen Bakterien und auch auf Menschen und Tiere.

Alle weiteren Fehlsteuerungen des Menschen, die auf weitere Fehlverhalten des einzelnen und der Masse zurückzuführen sind, schaffen ebenfalls Ursachen in der Seele. Diese werden dann ebenfalls früher oder später im Körper wirksam – oder in den Stätten der Reinigung.

Weiteres über die Bedeutung des Nervensystems – Resonanzboden des Körpers – Verkrampfung blockiert das Einfließen der Lebenskraft

Gerade die Gedankenwelt des Menschen ist der entscheidende Komplex, der ihn beflügelt – oder beschattet oder verschattet, je nachdem, wie der Mensch empfindet, denkt, spricht und handelt.

Der disharmonische Mensch wirkt also mit seinen Gegensätzlichkeiten beständig auf sein Nervensystem ein, welches das Verbindungsnetz mit der Seele ist. Er verkrampft die feinen Lebensnerven, durch die und an denen entlang die Geistkraft, das Leben, strömt, die den Körper gesund und lebensfreudig erhalten möchte.

Durch die Unwissenheit vieler bezüglich der Macht der Gedanken verkümmert der Körper, trotz äußerer Pflege; und auch die Seele, das geistige Gebilde im Menschen, das Buch des Lebens, verschattet sich mehr und mehr. Die Seele zeichnet in sich alle Regungen und Neigungen des Menschen auf, seine Empfindungen, Gedanken, ebenso alle Vorgänge in und an ihm.

Ist das Nervensystem verkrampft, dann fließt entsprechend wenig Lebenskraft in den Körper. Das bewirkt, daß der Mensch wiederum neue Ursachen schafft oder daß seelische Belastungen aufbrechen, weil er dadurch in Schwingungsbereiche gelangte, welche die seelischen Belastungen zur Auswirkung kommen lassen.

In jeder Zelle des Körpers befinden sich das Ober-, Unter- und Geistbewußtsein. Ist das Nervensystem, der Resonanzboden des Körpers, verkrampft, also disharmonisch, so kann die ewige Lebenskraft, das Geistbewußtsein, die Zellen nur gering versorgen. Dies bewirkt sodann, daß sowohl in das Ober- wie auch in das Unterbewußtsein der Zellen gegensätzliche Kräfte einschwingen und die Tätigkeit der Zellverbände lähmen. Daraus resultieren wiederum Krankheiten, Unpäßlichkeiten und die Schicksalsschläge – die sich auf vielfältige Art und Weise anzeigen und wirksam werden.

Jeden Augenblick also registriert das Nervensystem die Empfindungen, Gedanken, Worte und Handlungen des Menschen – und ebenso die Resonanzen der Umgebung, sowohl die positiven als auch die negativen Schwingungen. Ist der Mensch der Materie zugewandt, dann wird er von ihr die vielen unterschiedlichen gegensätzlichen Schwingungen aufnehmen und sich damit infizieren. Das Resultat ist die weitere Verkrampfung des Nervensystems, woraus sich wieder weitere Unpäßlichkeiten, Krankheiten oder Schicksalsschläge ergeben können.

Das ausgewogene Kräfteverhältnis zwischen Tier-, Pflanzen- und Mineralreich, das ökologische Gleichgewicht, ist für den Menschen lebensnotwendig

Ohne das gesunde, ausgewogene Verhältnis zwischen Menschen, Tieren, Pflanzen und auch Mineralien vermag der Mensch, der vom Kräfteverhältnis zwischen Tier-, Pflanzen- und Mineralreich abhängig ist, auf die Dauer nicht zu leben.

Die Lebensessenzen der Tiere, Pflanzen und Mineralien sind kosmische Kräfte, die in der Einheit mit den Kräften der Unendlichkeit in Harmonie sind. Handelt der Mensch gegen die Tier- und Pflanzenwelt und wider das Mineralreich, dann verstößt er gegen das Gesetz der Einheit, der Harmonie.

Wer gegen das universelle Gesetz der Harmonie verstößt, trennt sich vom unmittelbaren Strom, von Gott, vom Leben.

Das Leben ist Gott. Und Gott ist Einheit.

Wer gegen das universelle Gesetz der Einheit verstößt, der zehrt immer mehr von seinen Körperkräften – die er sich mühsam durch Nahrung und Aufputschmittel erhalten möchte. Leid, Krankheit, Not und Schicksal sind sodann die Folge. Auch daraus ergibt sich wiederum, daß allmählich die Tier- und Pflanzenwelt ausstirbt und der Mensch zuletzt wieder in die Steinzeit zurückfällt, in der er sein Leben mühsam fristen muß.

Was der Mensch mutwillig zerstört, stirbt im Äußeren, auf die Dauer gesehen, aus. Diejenigen Tiere, die ein gewisses Kräftepotential einbringen, das zum ökologischen Gleichgewicht beiträgt, werden immer weniger. Die Heilpflanzen, die auch als Strahlung zur Gesundung des Menschen und der Tiere und zum Heil der gesamten Atmosphäre beitragen, sind atomar verstrahlt und sterben aus. Steine bleiben vorerst übrig. Was kann der Mensch daraus machen? Sehr wenig.

Das bedeutet, daß im Laufe der Zeiten – nach dem Friedensreich – das Menschengeschlecht ausstirbt und die Erde – im weiteren Verlauf – zur Eruption und Expansion geführt wird. Die weitere Folge ist sodann die Evolution hin zur Feinstofflichkeit.

Das war nur ein kurzer Überblick, der zeigt, was in den kommenden Jahrtausenden geschehen wird.

Die Prophetie, die Ich hier gebe, geht über das Friedensreich auf Erden hinaus.

Jedes Tier hat von Gott eine bestimmte Aufgabe, die zum Wohle des gesamten Lebens beiträgt. Jedes von Gott geschaffene Tier hat eine positive Aufgabe im Schöpfungsplan.

Tiere, die im Erdreich leben, die Klein- und Kleinsttiere, werden die Naturputzer der Erde genannt. Sie lüften das Erdreich, die Scholle, und bereiten diese für die einfallenden Sonnen- und Mondpartikel auf. Auch die fruchtbaren Strahlen der Venus, des Mars, des Merkurs, des Saturns und der weiteren Planeten, die der Allgeist, Gott, dem Erdsystem zugeordnet hat, können sodann in und auf der Erde ihre positive Aufgabe vollbringen: Über die Elementarkräfte Feuer, Wasser, Erde und Luft regen sie das Wachstum der Pflanzen und Mineralien an und tragen somit ebenfalls zum ökologischen Gleichgewicht bei.

Ist das Verhältnis dieser Komponenten gestört, dann ist das ökologische Gleichgewicht nicht in der Allharmonie. Die Folge ist, daß der Mensch in Disharmonie gelangt. Krankheiten vielfältiger Art sind sodann die Wirkungen auf die genannten Ursachen.

Auch die Verunreinigung des Wassers, der Lebensquelle des menschlichen Körpers, führt zu Krankheiten

In einem Wassertropfen befinden sich unzählige Lebewesen. Auch diese Lebenskraft trägt zum Ausgleich des Lebens im gesamten Sonnensystem bei. Diese unzähligen Lebensformen in den Wassertropfen tragen nicht nur zur Reinigung der Flüsse, Seen und Meere bei, sondern damit auch für den gesamten Organismus der Erde. Auch der Organismus des Menschen, der menschliche Körper, wird durch das Wasser gereinigt, das unzählige Kleinsttiere in sich trägt, die auch hierfür vorgesehen sind. Diese Lebensformen nenne Ich die Naturputzer des physischen Leibes.

Das Verhältnis vom Menschen zur Natur und zu der Lebensquelle Wasser ist gestört. Das Wasser der Erde ist nicht nur zur Reinigung und Bewässerung des Bodens gegeben, sondern auch dem menschlichen Körper, seinen Zellen, dem Blut und den Organen. Die unzähligen Lebewesen im Wasser, die Mikroben, tragen zur Reinigung und Entschlackung der Gedärme des Menschen – und der Tiere – bei und bauen die Darmflora auf. Das heilende Wasser ist für sämtliche Bausteine des Körpers bestimmt.

Der Mensch besteht vorwiegend aus Wasser. Er ist von der Erde und ihren Quellen, dem Wasser, abhängig. Sind die Quellen der Erde, das Wasser, verunreinigt, ist es nicht mehr in der Lage, dem Menschen gesunde, aufbauende Stoffe zu spenden, dann erkrankt der Mensch ebenfalls. Sind im Wasser die Kleinsttiere, die Mikroben, durch Chemikalien, atomare Verunreinigung und dergleichen vernichtet, dann ist es eine in sich leblose Flüssigkeit, die dem Menschen wohl noch zur äußeren Reinigung dienen kann, jedoch nicht mehr zum Aufbau, zur Kräftigung und Belebung der Organe.

Die Ursachen sind also mannigfaltig, die zu Unpäßlichkeiten, Krankheiten und Schicksalsschlägen führen.

Der Mensch gehört als kosmisches Wesen in die göttliche Einheit. Was er anderem Leben zufügt, fügt er sich selbst zu

Gemessen an der Unendlichkeit, existiert der menschliche Körper nur einen oder einige Augenblicke. Die Seele jedoch, der ätherische Leib, der der Hülle Mensch innewohnt, besitzt das ewige Leben.

In ihrem menschlichen Körper hat die Seele die Aufgabe, sich zu läutern und zu reinigen, die heiligen Gesetze zu erforschen und sodann an sich selbst, an Seele und Leib, anzuwenden, um auf der Erde rechtmäßig und gesetzmäßig leben zu können.

Solange der Mensch nicht in Frieden mit seinem Nächsten lebt, ist er auch nicht in der Einheit mit dem Naturreich – und demzufolge auch nicht in der Einheit mit Gott, da Gott alles in allem ist.

Wer nicht in der Einheit mit Gott lebt, steht im Gesetz von Ursache und Wirkung, im Kausalgesetz. Wer in diesem Gesetz lebt, wird immer wieder neue Ursachen schaffen – bis er im Geiste erwacht und die Gesetze des Friedens, der Harmonie und Liebe befolgt. Die Wirkungen, die auf die vom Menschen geschaffenen Ursachen folgen, sind, wie schon offenbart, Krankheit, Schicksalsschläge, Not und Sorgen. Der Mensch lebt so lange in diesem immer wiederkehrenden Kreislauf, bis er erkannt hat, daß er ein kosmisches Wesen ist, das zur göttlichen Einheit, zum universellen Geist, gehört. Beginnt der Mensch sodann, diese kosmische Einheit in sich wachsen zu lassen, indem er die Essenz des Lebens, den Geist, erkennt und durch Verwirklichung der Gesetze anerkennt, dann wird er gesunden – und durch ihn die Erde, Flüsse, Seen und Meere.

Das Kausalgesetz sagt: Was du dem Geringsten deiner Brüder angetan hast, das hast du Mir getan, dem Geist in Seele und Mensch. – Im übertragenen Sinne heißt es: Das hast du dir selbst angetan, denn du wendest dich vom Geist des Lebens, der das Leben ist, ab, vom Menschen, der dein Nächster ist, von Tieren und Pflanzen, die deine Übernächsten sind, von der Erde mit all ihren Lebensformen. Die Folge kann nur Krankheit, Sorge und Not sein.

Lebe dein Leben bewußt! Erkenne – durch Gedankenkontrolle – die Ursache rechtzeitig, bevor sie zur Auswirkung kommt

Nun möchte Ich Meinen Menschenkindern noch einmal die Gründe für die Entstehung aller Krankheiten bewußt machen:

Was der Mensch an Ursachen sät, das wird er ernten – es sei denn, die Ursachen werden rechtzeitig bereut, nämlich dann, wenn sie noch im Oberbewußtsein oder als Erinnerung im Unterbewußtsein aktiv sind, oder dann, wenn sie empordämmern und als Gedanken wirksam werden, die nicht Meinem ewigen Gesetz entsprechen.

Um die neu geschaffenen Ursachen rechtzeitig zu erkennen, bedarf es der Selbstkontrolle der Gefühle, Gedanken, Worte und Werke.

Jeder Gedanke, sowohl der positive als auch der negative, versucht, wirksam zu werden. Jeder Gedanke ist Energie und sucht sich einen Kanal, um auszudrücken, was in ihn hineingelegt wurde. Je öfter ein und derselbe Gedanke gedacht wird, um so intensiver ist seine Wirkung.

Gedanken, Worte und Werke sind Samen, die in die Aura, in den Menschen und dann in die Seele fallen. Werden sie nicht rechtzeitig erkannt, dann beginnen sie, zu keimen und zu sprießen und Früchte, entsprechend ihrer Art, hervorzubringen.

Wenn sie nicht rechtzeitig erkannt werden, gehen sie dorthin, wo große Energiefelder wirken, die gleich oder ähnlich ausstrahlen wie der Gedanke des Absenders. Sie gehen also in das „Reich der Gedanken" und rufen dort gleichartige Gedanken ab. Die Gedanken verbrüdern sich sodann zu einem Energiekomplex und gehen wieder zum Absender zurück; sie wirken auf ihn ein und sind bestrebt, das zu verursachen, wovor sich der Absender unter Umständen fürchtete.

Je stärker dieser nun zurückkommende Energiekomplex ist, um so intensiver ist die Einwirkung auf Mensch und Seele. Der ankommende Energiekomplex findet im seelischen Bereich Entsprechungen oder Erinnerungen vor, denn die ausgesandten Gedanken entsprechen entweder den Erinnerungen oder den Entsprechungen des Absenders. Der Energiekomplex wirkt auch auf die Seele ein und kann dort weitere Erinnerungen oder Entsprechungen erwecken und wirksam werden lassen.

Geht es um das Erwecken von Erinnerungen, dann können diese auch positiver Art sein: Durch wachgewordene Erinnerungen an Erlebtes oder Durchlittenes kann man z.B. einem Zweiten oder Dritten helfen, der zur Zeit Gleiches oder Ähnliches durchleidet. – Die ganze Unendlichkeit besteht aus selbstlosem Dienen, weil Gott Liebe ist. Die selbstlose Hilfe ist daher vielfältig. Wer um Hilfe bittet, dem wird Hilfe zuteil.

Auch von Tieren und sogar von Pflanzen können Empfindungen ausgehen, die den Menschen um

Hilfe bitten. Menschen, die eine positive Verbindung zu den Naturreichen haben, werden, wenn es möglich ist, von den Empfindungswogen eines leidenden Tieres oder von geknechteten Pflanzen- und Baumgruppen angezogen, die Hilfe benötigen. Denn über allem und in allem wirkt der Geist. Auch die Schutzgeister, die dem Menschen zur Stütze und Hilfe zur Seite gegeben sind, dienen, helfen und führen; ebenso wirken die Naturwesen auf ihre Weise.

Alles ist Schwingung.

Gleiche Schwingungen versuchen, miteinander zu kommunizieren, ungleiche stoßen sich ab. Das ist das geistige Gesetz der Anziehung und des Abstoßens.

Erinnerungen können jedoch auch wieder zu Entsprechungen werden. Erinnerungen, die einst Belastungen waren, die jedoch schon gesühnt, also abgetragen sind und in dem Menschen nur noch Dinge und Geschehnisse ohne Emotionen hervorrufen – können dennoch wieder zu Entsprechungen werden, wenn der Mensch den gegensätzlichen Gedankenwellen nachgibt und sein Leben unkontrolliert verläuft.

Die negativen Gedankenwellen berühren zuerst zart die im Menschen vorhandenen Erinnerungen, also das, was schon gesühnt und abgegolten ist. Ist der Mensch nicht wachsam und beginnt er, über Zurückliegendes nachzudenken, so belebt er die Erinnerungen. Damit können diese dann wieder zu

Entsprechungen werden, je nach dem Inhalt der Gedanken und ihrer Intensität.

Das kann wie folgt ablaufen: Der Mensch erinnert sich an ein Geschehnis und denkt darüber lange nach. Er läßt die Vergangenheit noch einmal aufflammen. Dabei findet ein kleiner gegensätzlicher Aspekt Einlaß in seine sonst positive Gedankenwelt: Es entsteht eine vorübergehende Erregung, das heißt einige negative Gedanken. Sie werden von den anschwingenden negativen Gedankenwellen verstärkt und schaffen ihre entsprechenden Ursachen. Auf diese Weise kann aus einer Erinnerung eine neue Entsprechung werden, eine Ursache.

Im Laufe der Zeit kann sodann diese seelische Entsprechung auch im Körper des Betroffenen wirksam werden. Das kann wie folgt geschehen: Durch das Nachsinnen fällt der Mensch schwingungsmäßig in Zonen, in denen Krankheitserreger aktiv sind; diese wirken nun auf ihn ein und beschwören entweder eine Unpäßlichkeit herauf, oder sie lösen weitere Folgen oder eine Krankheit aus – je nachdem, was vorliegt.

Wegen der Unpäßlichkeit kann z.B. ein Termin nicht wahrgenommen werden, oder er wird vergessen. Das kostet unter Umständen den Betroffenen viel Geld, oder es hat anderweitige Folgen. Aus der Ursache „unkontrollierter Gedanke“, der eine Erinnerung weckte, die weitere unkontrollierte Gedanken nach sich zog, entstand eine Kette von Wirkungen.

Von einem ängstlichen Menschen gehen z.B. Gedanken der Sorge aus. Sie kommen zum Teil aus einer Entsprechung in der Seele. Es sind Belastungen, die vorerst nur in Abständen aktiv sind und sich auf das Ausfließen vorbereiten. Diese Gedanken nehmen den gleichen Weg wie eben offenbart: Sie bewegen sich zu großen Energiekomplexen und rufen dort gleichartige Kräfte ab. Sie vereinen sich und ziehen aus dem Reich der Gedanken zurück zu dem Absender. Sie nisten sich dann allmählich – je nachdem, wie oft der Mensch Gleiches oder Ähnliches gedacht hat und denkt – in seine Aura ein und wirken, von außen nach innen, zugleich auf Mensch und Seele ein. Das, wovor sich der Mensch gefürchtet hat, wird nun Wirklichkeit.

Oftmals liegt in der Seele oder im Unterbewußtsein nur eine geringe Entsprechung vor, ein Schwingungsbereich, der durch positives Denken umgewandelt worden wäre, ohne daß der Mensch ihn hätte am Körper verspüren müssen. Da jedoch der Betroffene seine Gedanken unkontrolliert durch sein Gehirn jagen ließ, wird er gejagt, nämlich von dem, was er selbst mit seinen Gedanken verstärkt. Die kleine Entsprechung, eine geringe Belastung oder gar ein von ihm längst vergessenes Ereignis, das im Unterbewußtsein war, verstärkt sich und führt zu Wirkungen durch sein falsches und häufiges Daran-Denken.

Denkt der Mensch öfter an eine Krankheit, fürchtet er sich vor ihr, dann zieht er Gleiches oder Ähnliches an. Spricht er beständig über seine Krankheit und Unpäßlichkeit, dann verstärkt er sie in seinem Körper – aber auch in seiner Seele.

Haß, Neid, Feindschaft und Rachegefühle führen ebenfalls zu Krankheiten, Leiden und Schicksalsschlägen. Die Ursache ist stets das falsche Empfinden, Denken, Reden und Handeln. Die Wirkung geschieht entweder im oder am Körper, oder es ereignet sich ein Schicksal im unmittelbaren Umfeld des Betroffenen. Das Fehlverhalten ist also die Ursache. Der Mensch kreuzt die ewigen, harmonischen Kräfte, das Gesetz der Liebe und des Friedens.

Bestehen in der Familie Krankheit, Not, Sorge, Kümmernisse, Streit, Zank, Haß, Neid, Feindschaft und Schicksalsschläge, dann liegen immer Ursachen zugrunde. Die Ursache geht jedesmal auf den Betroffenen selbst zurück. Der Mensch hat die Ursache als Wirkung zu tragen. Sie entsteht, wie offenbart, im und am Menschen oder in seiner unmittelbaren Umgebung.

Was also der Mensch sät, das wird er ernten, sowohl das Positive, das Gute, als auch das Gegensätzliche, das Negative – es sei denn, es wird von ihm rechtzeitig erkannt, bereut und bereinigt.

Deshalb, o Mensch, lebe dein Leben bewußt!

Jeder Tag möchte dir sagen, was du heute bereinigen sollst und woran du dich von Herzen freuen darfst.

Die drei Bewußtseinsaspekte im Körper: Geistbewußtsein, Ober- und Unterbewußtsein. Jedes Organ ist Schwingung, Farbe und Klang

Auf jede Aktion erfolgt eine Reaktion.

Die Aktion geschieht zuerst im Gehirn, im Empfinden und Denken. Die Reaktion erfolgt im Nervensystem und dann in den Zellen, Organen, Muskeln, Drüsen und Hormonen, also im ganzen Organismus. Im weiteren Verlauf wirken sich die Aktionen und Reaktionen im Körper auch auf die Seele aus.

Die Gedanken regen auch die Sinne an. Die Sinne wiederum wirken auf das Nervensystem und auf das Zell- und Organbewußtsein ein.

Jede Zelle ist Leben und hat, wie offenbart, drei Bewußtseinsaspekte: Geistbewußtsein, Unterbewußtsein und Oberbewußtsein. Jede Zelle gehört einem Zellverband an, der wiederum Geistbewußtsein, Unter- und Oberbewußtsein besitzt.

Befinden sich die Zellverbände in hoher Schwingung, weil viel Geistkraft über die Seele in den Körper strömt, dann weisen sie die gegensätzlichen Energien ab. Sie schützen sich, indem sie entsprechende Signale geben, die der Mensch, der wachen Sinnes ist, aufnimmt und sodann auch in seinem Denken und Handeln beachtet.

Der Organismus ist stets ein Spiegel dessen, was der Mensch einst in seine Seele und in seinen Organismus hineingedacht hat – und wie und was er heute denkt.

Wenn der Mensch positiv denkt und lebt, so richten sich die Zellverbände auf das höhere Leben aus und nehmen die höheren Kräfte an. Sie weisen jedoch die höheren Kräfte ab, wenn sie negativ gepolt sind. Deshalb bedarf es oftmals einer längeren Aufbereitung des Körpers und der Seele, bis Meine helfenden und heilenden Kräfte zum Durchbruch gelangen können.

Jedes Organ ist Schwingung, die ihre spezielle Farbe aufweist. Die Schwingungszahl und die Farbstrahlung zeigen an, ob das Organ gesund oder krank ist.

Schwingung und Farbstrahlung bilden einen Ton. Somit hat jedes Organ einen Ton. Der Ton, auch Klang genannt, entspricht dem Zustand des Organs. Alles, was die Seele speichert an Schönem, Gutem, Edlem und Reinem, ebenso jedoch an Unschönem, Belastetem, Dunklem, sind Töne, also Klänge. Über die Bewußtseinszentren im Menschen strömen diese Energien, die Melodien sind, in den Körper und bringen auf diese Weise wieder die Organe zum Schwingen und zum Klingen.

Somit ist jeder Mensch ein „Klang-Körper", ein Orchester, entsprechend seiner Belastung, seiner Denk-, Rede- und Handlungsweise. So, wie er denkt, redet und handelt, strahlt und klingt er. Das prägt sein ganzes Verhalten. Sein ganzes äußeres Erscheinungsbild ist Ausdruck seiner Belastung und „Denkmelodie".

Das ganze Universum ist Klang, ist Melodie, ist Farbe und Form, denn auch die feinstofflichen Formen sind „Strahlungseffekte“, da sie geistige, durchstrahlbare Körper sind.

Ist ein Organ krank, dann sendet es Dissonanzen aus in Farbe und Ton. Diese Dissonanzen gehen vom Ober- und Unterbewußtsein des Organs aus.

Solange also das Ober- und Unterbewußtsein eines Organs belastet ist und krankhafte Signale aussendet, kann das Geistwesen des Organs nicht voll wirksam werden. Das heißt, der Geist, der Innere Arzt und Heiler, kann nicht voll aktiv werden, um der Seele und dem Menschen Lebenskraft und Gesundheit zu schenken. Die beiden Bewußtseinsaspekte, das Ober- und Unterbewußtsein der Zellen, dominieren und blockieren die Hilfe durch den Geist, durch das Geistbewußtsein der Zelle – entsprechend ihrer Belastung, ihrer Farbe und ihrem Klang.

Ganzheitstherapie – Der Arzt im Universellen Leben

Wer also von der Seele her, vom Geist, Heilung erlangen möchte – wer also nicht nur auf Heilung seines Körpers bedacht ist und die Belastungen in der Seele belassen möchte –, der sollte sich bemühen umzudenken: Statt negativer Gedanken, wie Gedanken des Hasses, des Neides, der Angst, der Sorge und der Verzweiflung, sollte er Gedanken des Friedens, der Hoffnung, der Zuversicht, der Gesundheit, der Freundschaft und der Liebe denken.

Er kann seinen Körper auch von wissenden Ärzten, die nach den Gesetzen des Lebens arbeiten, aufbauen lassen. Um eine Tiefenheilung zu erlangen, ist wichtig, daß der Arzt das Nervensystem beruhigt und mit dem Patienten therapeutische Gespräche führt, in denen der Patient seine Schwierigkeiten erkennt und sich daraufhin bemüht, sie allmählich zu überwinden. Dadurch kommt das Ober- und Unterbewußtsein der Organe, der Zellen also, zur Ruhe; der Mensch gelangt allmählich in Harmonie, so daß der Körper sich für die Selbstheilung durch den Geist vorbereiten kann.

Die Ärzte im Universellen Leben bemühen sich, die Nerven des Patienten zu entspannen. Sie sind von Mir, dem Geist Christi, angewiesen, gezielte Therapiegespräche zu führen, so daß der Patient seinen seelischen Zustand erkennt und sich bemüht, seine menschlichen Gedanken und Regungen als die Ursachen des Leidens zu erkennen.

Die Ärzte im Universellen Leben bemühen sich auch, dem Heilungsuchenden zu helfen, seine störenden Gedanken, Neigungen und Regungen, die den Organismus schädigen, zu überwinden. Sie bemühen sich weiterhin, den Organismus so weit zu stützen, daß der Mensch positive Kräfte entwickeln kann und so dazu beiträgt, daß sein Organismus zur Selbstheilung durch den Geist angeregt wird.

In der Gesprächstherapie der Ärzte und durch geistige Gespräche, die zur Selbsterkenntnis führen, lösen sich aus den Schichten des Ober- und Unterbewußtseins die Verkrampfungen und Gedankenverkettungen – sofern der Heilungsuchende bereit ist, anzunehmen und selbst mitzuarbeiten.

Durch die Selbsterkenntnis und die Übergabe des Erkannten an Mich wird der Patient stiller; er findet allmählich zu sich selbst und in die gewünschte Harmonie, die es dem Geistbewußtsein des in Mitleidenschaft gezogenen Organs ermöglicht, intensiver die Heilstrahlen der materiellen Substanz – dem Organ und dem gesunden Organismus – zu übertragen.

Das ist Ganzheitsheilung: Die Seele reinigt sich von ihrer Belastung, und der Körper wird heil. Sind also Geistbewußtsein, Ober- und Unterbewußtsein der Zellen in Harmonie, dann kann Linderung und Heilung die Folge sein, durch Mich, den Inneren Arzt und Heiler.

Heilung des Körpers allein sollte nie erzwungen werden. Eine vollkommene Heilung erfolgt nur durch den Geist über das Nervensystem und das Geistbewußtsein jeder Zelle

Wegen der falschen Lebenseinstellung des Menschen wird in Seele und Leib die geistige Lebenskraft so weit reduziert, daß der Organismus nur noch wenig Lebensenergie besitzt. Sind das Ober- und Unterbewußtsein der Zellen schwingungsmäßig sehr belastet, das heißt niedrig schwingend, dann kann das erkrankte Organ nicht vom Geist über die Seele geheilt werden. Die Medikamente können im Körper einiges bewirken, doch die Seele heilen können sie nicht.

Es ist nicht gesetzmäßig, daß der Mensch nur körperbezogen ist und mit allen ihm zu Gebote stehenden Möglichkeiten versucht, den Körper heilen zu wollen. Wer Heilung durch Medikamente erzwingen möchte – und es ihm auch scheint, als habe er sie erzwungen, da es ihm wieder gutgeht –, der wird das betroffene Organbewußtsein nur betäuben und die eventuell ausfließende Seelenschuld wieder zurückdrängen. Die durch ein solches oder ähnliches Fehlverhalten neu geschaffene Ursache hat ihre Wirkungen – wenn nicht mehr in dieser, dann in einer der weiteren Einverleibungen.

Arzt und Patient sollten keine Heilung erzwingen wollen. Der Arzt sollte sich vielmehr bemühen, das Nervensystem zu harmonisieren und zu stärken und die Organe durch Naturheilmittel zu unterstützen, damit der Geist über das Geistbewußtsein des betroffenen Organes die Möglichkeit hat, die Heilkräfte stärker in das Organ und in weitere Teile des Körpers strömen zu lassen.

Der Arzt im Universellen Leben bemüht sich also, den gesamten Organismus in höhere Schwingung zu bringen, so daß die positiven Kräfte wirksam werden können. Er selbst jedoch will nicht die Heilung erzielen.

Eine Heilung ohne Nebenerscheinungen kann nur durch den Geist erfolgen. Deshalb gilt: Der Geist heilt über das Nervensystem und das Geistbewußtsein jeder Zelle. Eine vollkommene Heilung erfolgt nur durch den Geist, Gott, über das Nervensystem und das Geistbewußtsein jeder Zelle.

Die Harmonisierung des Menschen und seine Ausrichtung auf die Heilung durch den Geist, durch Gott, erfolgt durch Gebet, durch positive, die Heilung bejahende Gedanken, durch Meditation und durch harmonische Bewegungen sowie durch die Gesprächstherapie der Ärzte, durch geistige Gespräche und durch die Unterstützung des Körpers mit Naturheilmitteln, die vom Arzt verordnet und überwacht werden sollen.

Vorzeitige Enthüllung früherer Inkarnationen ist ungesetzmäßig. Tiefenheilung durch den Inneren Arzt und Heiler

Nach Meinen ewigen Gesetzen ist es nicht zulässig, daß unwissende Ärzte und Psychotherapeuten, die also Mein ewiges Gesetz nicht erforscht haben und daher auch nicht kennen, in die tiefen Schichten des Unterbewußten und in die Seelenhüllen der Patienten einwirken. Wenn durch solche Maßnahmen Geschehnisse zum Vorschein kommen, die der Patient nicht bewältigen kann, über die er nachsinnt, sich erregt und Schuldgefühle entwickelt und sich dadurch in der Welt nicht mehr zurechtfindet, so schafft nicht nur der Patient in sich selbst Ursachen, sondern auch der unwissende Arzt oder Psychotherapeut belastet sich. Beide also, der Patient und der Behandelnde, haben gemeinsam Ursachen geschaffen.

Wenn z.B. durch tiefenpsychologische Eingriffe frühere Inkarnationen enthüllt werden und der Patient unter diesen Enthüllungen leidet, dann kann unter Umständen Krankheit die Folge sein. Der Tiefenpsychologe sprach vorzeitig eine in der Seele liegende Ursache an, die dadurch zu einem Zeitpunkt wirksam wurde, in der der Patient sie noch nicht tragen konnte. Patient und Psychologe schaffen auf diese Weise gemeinsam Ursachen, die sie eventuell als Folge in einer weiteren Inkarnation miteinander abtragen müssen, je nach Intensität der Ursache. Der Patient macht sich schuldig, weil er nicht aufdecken soll, was noch verborgen ist, und der Psychologe darf nicht in unbewußte Geschehnisse eingreifen, die noch nicht reif sind, um wirksam zu werden.

Oft wandeln sich solche, im Unterbewußtsein verborgene, negative Geschehnisse in positive Kräfte um, weil der Mensch in diesem Leben positiv zu denken und zu leben gelernt hat. Geistig geschulte Ärzte und geschulte geistige Lebensberater wissen darum. Sie greifen deshalb nicht in die tiefen Schichten des Unterbewußten ein, sondern sie versuchen vielmehr, den Patienten zur Selbsterkenntnis zu führen.

Das ist der Unterschied zwischen geistig unwissenden Ärzten und Psychologen und von Mir geistig unterwiesenen praktizierenden Ärzten, Psychologen und geistig geschulten Lebensberatern. Die Ärzte und die geistigen Lebensberater im Universellen Leben sind und werden von Mir, dem Geist Christi, geschult.

Wer auf den Geist baut und Mein Gesetz erforscht und anwendet, der erlangt auch Heilung durch den Geist. Wer jedoch nur auf das Fleisch baut, der kann unter Umständen Linderung oder Heilung erfahren, jedoch nur kurze Zeit, weil jede Krankheit in sich eine tiefe Ursache birgt; das heißt, die Krankheit ist nicht nur im Körper, sondern oftmals auch noch in der Seele. Wer also auf den Geist baut, der erlangt die Tiefenheilung, die mit einer weltlichen Psychotherapie nicht zu erlangen ist; diese ist ohnehin ungesetzmäßig, weil, wie schon offenbart, unter Umständen Geschehnisse angesprochen werden, die vom Patienten nicht zu verkraften sind.

Die Zeit ist reif, in der der praktizierende Arzt der Welt in vielen Fällen nicht mehr weiß, wie und mit welchen Mitteln er dem Patienten Linderung oder Heilung zuteil werden lassen kann. Die Zeit ist reif, in der immer mehr Ärzte auf das Unsichtbare blicken, auf das, was hinter der Materie wirkt. Viele suchen, und sie werden früher oder später keinen Ausweg mehr wissen, als auf den Geist zu bauen, der der Innere Arzt und Heiler der Seele und des Menschen ist.

Das Zusammenwirken zwischen Mir, dem universellen Geist, und Ärzten, die göttliches Wissen und seine Verwirklichung vereinen, wird der Idealzustand in der kommenden Zeit sein. Denn in der verunreinigten Welt kann dem kranken Menschen in vielen Fällen nur noch der Geist helfen. In der kommenden Zeit werden die Menschen also mehr den Inneren Arzt und Heiler anrufen als einen nur auf die Pharmazie bezogenen Arzt.

Empfehlungen für den Heilungsuchenden: Richtiges Denken und Beten – Harmonische Gymnastik – Organansprechung – Christliche Glaubensheilung – Ruhemediation – Gesetzmäßige Nahrung – Harmonischer Körperrhythmus – Kontrolliertes Sprechen

Die ersten Schritte, die ein Heilungsuchender tun sollte, sind folgende:

Erkenne, daß du ewig lebst.

Erkenne, daß nicht nur dein Körper krank ist, sondern vor allem deine Seele verschattet, also belastet ist und daß diese die negative Strahlung in den physischen Leib, in deinen Körper, strahlt – was dann die Krankheit auslöst.

Ist dir das bewußt, dann beginne, richtig zu beten. Bete zu Dem, der dich geschaut und geschaffen hat, zum universellen Geist, zu Gott, deinem himmlischen Vater, der durch Mich, Christus, deinen Erlöser, wirkt. Bete konzentriert. Bemühe dich, alle menschlichen Gedanken auszuschalten und bete nach innen. Bete in den Körper und in deine Seele hinein.

Bemühe dich immer aufs neue, deine Gebete umzusetzen, das heißt, lebe so, wie du betest.

Bemühe dich, immer weniger zu sündigen.

Bemühe dich, deinen Nächsten nicht mehr abzuqualifizieren, über ihn nicht mehr negativ zu denken und zu sprechen. Finde in ihm die guten und selbstlosen Aspekte. Darüber sprich und freue dich. Das bewirkt in dir Lauterkeit, innere Ruhe und tiefen Frieden.

Allmählich schwindet sodann die negative Einstellung. An ihre Stelle treten positive, aufbauende, belebende Gedanken von Frieden, Harmonie, Glück, Liebe, Gesundheit, Vertrauen, Hoffnung und Kraft.

Damit eine solche Umwandlung vom gesetzwidrigen Denken zu einem positiven, aufbauenden Denken und Leben geschehen kann, muß also nicht nur der Arzt das seine tun, sondern auch der Patient. Der Heilungsuchende muß bereit sein, seine Gedankenwelt zum Positiven hin zu wenden und auf diese Weise sein Leben umzugestalten. Patient und Arzt bewirken sodann, daß Ich, der Innere Arzt und Heiler, verstärkt wirksam werden kann.

Wenn du also betest, o Mensch, dann lasse deine menschlichen Empfindungen und Gedanken ruhen. Sei ganz beim Gebet, denn rechtes Beten ist Zwiesprache mit Gott, deinem Herrn.

Auch eine harmonische, ausgewogene Gymnastik und Organansprechung – und zugleich christliches Heilen, also Glaubensheilung – und Ruhemeditationen helfen dir, in die gewünschte Harmonie zu finden, damit Ich, das universelle Leben, durch das Geistbewußtsein dein geschwächtes Organ und deinen gesamten Körper zu heilen vermag.

In den Christuskliniken, in den Häusern der Gesundheit, werde Ich durch gereinigte Kanäle wirken. Ich werde Meine heilungsuchenden Kinder ausgewogene gymnastische Übungen lehren, die den Körper in den universellen Rhythmus führen. Anschließend erfolgt die Organansprechung, die Ich übermittelt habe. Durch die Organansprechung werden Seele und Körper für Meine Heilkraft aufbereitet. Jeder Heilungsuchende im Haus der Gesundheit kann daran teilnehmen. Wer es fassen kann, der fasse es.

Wird durch harmonische, ausgewogene Gymnastik, durch Organansprechung, durch christliches Heilen und Ruhemeditation die gewünschte Harmonie herbeigeführt, dann sollte der Heilungsuchende sich bemühen, auch in Harmonie zu bleiben, um den heilenden Strom nicht zu unterbinden. Das heißt, er soll immer weniger an sich und seine Krankheit denken, sondern mehr die positiven, selbstlosen Kräfte fördern, die insbesondere in der Organansprechung dem Heilungsuchenden zugeführt werden.

In einem solchen ausgewogenen kosmischen Rhythmus der Seele und des Körpers wird der harmonisierte Mensch auch seine Nahrung bewußt zu sich nehmen. Infolge der Harmonisierung der Seele und des Leibes wird der Heilungsuchende die

Schadstoffe, die er bisher bevorzugt hat, z.B. große Fleischmengen, Nikotin und Alkohol, reduzieren – und, sofern er seine geistige Schwingung weiter erhöht, allmählich lassen. Er wird mehr gesetzmäßige Nahrung zu sich nehmen, welche die Erde in Fülle schenkt.

Durch eine bewußte Ernährung, das heißt, indem der Mensch seine Nahrung als eine Gottesgabe zu sich nimmt, wird sich auch das geistige Potential der Nahrung erhöhen. Dem bewußt ausgerichteten Menschen werden sodann auch diese geistigen Kräfte zufließen – als weitere Stärkung der Seele und des Leibes.

Die Allharmonie, Gott, heilt. Gott ist ewige Harmonie.

Um in den Rhythmus der Allharmonie, des Allbewußtseins, zu gelangen, sollte der Mensch auf seinen Körperrhythmus achten.

Wer die Gesundheit erlangen oder erhalten möchte, der bemühe sich, ruhige, ausgewogene Bewegungen zu vollziehen. Das ist jedoch nur dann möglich, wenn die Vergangenheit bereinigt ist und das menschliche Sinnen und Trachten nicht mehr den Menschen beherrscht – wenn seine Worte selbstlos und seine Handlungen gottgewollt sind.

Dann erst lebt der Mensch wirklich. Er erlebt seinen Tag bewußt und kann ihn auch meistern. Innere Ruhe und Harmonie bewirken Konzentration und Leistung, lassen Schwächen und Fehler rechtzeitig erkennen und geben zugleich die Kraft, sie in rechter Weise zu bemeistern. In dieser geistigen Haltung bleiben Seele und Mensch in einem gehobenen Körperrhythmus, der das verstärkte Einströmen der ewigen Kraft ermöglicht.

Hüte auch deine Zunge, o Mensch. Sprich nur Wesentliches – und was du sprichst, soll edel, gut und selbstlos sein, getragen von Verständnis, Wohlwollen, Toleranz und Liebe. Dann bleibst du in der inneren Ruhe.

Vieles Sprechen und viele unwesentliche Worte zehren ebenfalls an der Körperenergie und an der „Lebensbatterie Seele".

Denke und sprich also nie Übles über deinen Nächsten. Denn was du denkst und sprichst, sowohl das Positive als auch das Negative, kommt wieder auf dich zurück.

Auch bei ansteckenden Krankheiten und Krebs: Ursache ist immer das falsche Verhalten

Ich wiederhole, weil es wesentlich ist für Seele und Mensch:

Das Positive hebt die Schwingung der Seele und des Körpers. Das Negative transformiert die Schwingung der Seele und des Leibes herunter, in Schwingungsbereiche, in denen tiefer liegende Gedankenschwingungen wirksam sind und den Menschen zu beeinflussen suchen.

In den niederen Schwingungsbereichen wirken auch Viren und schädliche Bakterien. Sie können von dem Menschen aufgenommen werden, der in diese Schwingungsbereiche abgeglitten ist. Auch verkapselte Krankheitskeime im Menschen können aufbrechen und zur Wirkung kommen, wenn der Mensch durch niederes Denken, durch Haß, Streit und Neid seinen Energiekörper heruntertransformiert. Jede Krankheit ist eine gegensätzliche Schwingung im Körper.

Ist eine Krankheit weit verbreitet, tritt sie also sehr häufig auf, dann geht sie allmählich in den Bereich der Ansteckung über. Eine immer häufiger auftretende Krankheit ist ein heruntertransformierter negativer Gedankenkomplex. Das vollzieht sich so:

Menschen denken immer wieder an ein und dieselbe Krankheit, fürchten sich davor und tragen dazu bei, daß auch andere, auf die sie hören und deren Meinungen sie annehmen, sich darüber gleiche und ähnliche Gedanken machen. Ausgelöst durch die Angst vor dieser Krankheit, entsteht dann in der Atmosphäre ein mächtig schwingender Gedankenkomplex. Dieser Energiekomplex wirkt auf Viren und schädliche Bakterien ein, fördert ihre Vermehrung und oftmals eine Veränderung, so daß sie unter Umständen zu Krebserregern werden. Somit ist möglich, daß z.B. Krebs, die Geißel der Menschheit, durch bestimmte Viren und schädliche Bakterien übertragen wird, das heißt ansteckend ist.

Dieser Gedankenkomplex wirkt gleichzeitig immer wieder auf die Menschen ein, die Gleiches oder Ähnliches denken. Dadurch werden die Menschen angeregt, noch öfter und intensiver über das nachzudenken, was sie, in Abständen, immer und immer wieder bewegte. Auch auf diese Weise wird der menschliche Körper in seiner Schwingung heruntertransformiert und gelangt sodann in Schwingungszonen, von wo aus das ausgelöst wird, wovor sich der Mensch gefürchtet hat.

Die Anlagen hierfür waren in der Seele. Doch sie wären nicht zur Auswirkung gekommen, wenn der Mensch seine Gedankenwelt rechtzeitig geändert hätte, vom Negativen zum Positiven.

Solche Gedankenkomplexe entstehen auch, wenn sich viele ähnlich Denkende z.B. Gedanken machen über die Herstellung von Chemikalien, über die Aufbereitung des Atoms, über Waffenproduktionen und vieles mehr. Der Mensch möge daraus ersehen, in welcher Vielfalt seine negativen Kräfte wirken und Dinge auslösen und hervorbringen, die der einzelne mit seinem Intellekt niemals zu erfassen vermag. All diese negativen, in die Atmosphäre projizierten Kräfte bewirken sodann wiederum eine Kette von Fehlverhalten, die z.B. zur Verunreinigung der Seen, Flüsse und Meere oder zur Verunreinigung der Atmosphäre und der Erde führen. Dazu ist auch die atomare Strahlung zu rechnen sowie die Erweckung von Viren und schädlichen Bakterien und deren Umwandlung zu Keimen, die die Ansteckungsgefahr für eine Krankheit bergen, die bisher nicht ansteckend war, wie z.B. bei der „Geißel der Menschheit".

Das alles zusammen bewirkt im Laufe der Zeit eine Verunreinigung der Atmosphäre, der Gewässer und der Erde. Dadurch entstehen sodann Viren.

Ich wiederhole: Auch die Geißel der Menschheit, nämlich bestimmte Krebsarten, ist ansteckend geworden. Über die Luft gelangen diese Viren in das Blut und wirken sich entsprechend ihrer Intensität im Körper aus. In vielen Fällen ergeben sich daraus Knoten, die – sofern sie nicht rechtzeitig erkannt werden – ausstreuen und den gesamten Organismus befallen, Zelle für Zelle.

Was oftmals nur als Anlage in den Genen lag, ist durch Gedankenkraft und Umwelteinflüsse zum Virus oder zur schädlichen Bakterie geworden. In den Genen kann z.B. die Anlage zu einer schweren Lungenentzündung liegen. Durch das Fehlverhalten des Betroffenen, durch grüblerische, ziellose, haß- und neiderfüllte Gedanken, bricht die Anlage in den Genen auf und überfällt den Körper. Der Mensch bekommt Lungenentzündung: Er hustet, ist müde und körperlich nicht so auf der Höhe, wie er es bisher war. Durch die Ermüdung befallen ihn noch mehr gegensätzliche Gedanken, z.B. Gedanken des Hasses und des Neides. Er grübelt über seine Vergangenheit nach und vergißt, positive Gedanken zu entwickeln.

Der erkrankte Mensch nimmt wohl Medikamente. Doch in seinen Gedanken verstrickt er sich immer mehr. Er bewegt immer häufiger die Vergangenheit, ärgert sich über die Familienmitglieder, neidet z.B.

dem Arbeitskollegen seinen Arbeitsplatz, streitet und zankt mit seinem Nächsten. Auf diese Weise sendet er vergiftende Gedanken aus. Was er aussendet, kommt wieder auf ihn zurück. Alles Gegensätzliche, das auf ihn zurückfällt, bewirkt, daß er in seiner Seelen- und Körperschwingung immer tiefer fällt. So nähert er sich schwingungsmäßig den Zonen, in denen sich ansteckende Krankheitskeime aufhalten. Gelangt er in diese Bereiche, dann wird er sich infizieren, das heißt anstecken. Er kann z.B. die Viren aufnehmen, in denen im Keim die Anlage für die Krankheit liegt, die für viele Menschen eine Geißel ist.

So entsteht aus einer Lungenentzündung, die in Kürze hätte behoben werden können, durch falsches Denken die Krebskrankheit, die die Geißel der Menschheit genannt wird. Auch Furcht vor einer bestimmten Krankheit kann die Krankheit auslösen, vor der sich der Mensch fürchtet – sofern Anlagen in den Genen oder in der Seele vorhanden sind. Die Ursache ist immer wieder das falsche Verhalten. Die Folgen können Krankheit, Unpäßlichkeit und Schicksalsschläge sein.

Positives Denken und Leben verstärkt die Geistkraft und kann manches rechtzeitig abwenden

Möchtest du keine neuen Ursachen mehr schaffen, so daß nicht mehr weiter Negatives entsteht, wie z.B. Krankheit und Not, dann bemühe dich, positiv zu denken und zu leben. Denke und sprich also nie Übles über deinen Nächsten. Was der Nächste besitzt, was er spricht, was er tut, das betrifft nur deinen Vater im Himmel und deinen Nächsten, Sein Kind.

Du kannst zu deinem Nächsten gehen und ihn aufklären. Doch verurteilen darfst du ihn nicht. Denn was du dem Geringsten deiner Brüder antust, das hast du Mir getan. Wenn du deinen Nächsten verurteilst oder über ihn Übles sprichst, dann reduzierst du die Geistkraft, Mich, den fließenden und heilenden Strom in dir.

Hast du deinem Nächsten Übles nachgesagt oder angetan, dann bitte ihn um Vergebung. Erlangst du Vergebung, dann werden sich die ewigen Kräfte, die heiligen Kräfte, wieder in dir verstärken.

Hast du Vergebung erlangt, dann denke nicht mehr über das Geschehen nach.

Hat dir dein Nächster Unrecht getan, dann verzeihe und vergib ihm.

Hast du vergeben, dann lasse ruhen, was dich bisher beschäftigt hat, denn du hast vergeben.

Wer die Gesetzmäßigkeiten des Bittens um Vergebung und des Vergebens erfüllt hat, der findet

Ruhe in sich – und gelangt zur inneren Freiheit und zur Größe seines Wesens.

Wer frei von Haß, Neid, Furcht, von allen lieblosen Empfindungen und Gedanken ist, der kann in Seele und Leib Linderung und Heilung erlangen.

Bei einer positiven Lebenseinstellung des Menschen kann durch Mich, den Geist, manche anklingende Unpäßlichkeit rechtzeitig aufgehoben werden.

Erkenne also die Ursache und Entstehung deiner Krankheit und ihre Auswirkungen auf dich und deine Nächsten in allen Einzelheiten deines eigenen Lebens. Die Ursache liegt allein in dir: Wie und was du empfindest, denkst und sprichst und wie du handelst, das ist wesentlich für dein derzeitiges und zukünftiges Erdenleben.

Vor 2000 Jahren konnte den einfachen, vertrauensvollen Menschen Heilung geschenkt werden – der heutige Mensch ist veräußerlicht, disharmonisch und voller Zweifel

In der Gegenwart, dem sogenannten technischen Zeitalter mit seinen Geräuschen und dem genußreichen Leben vieler Menschen, benötigt der einzelne mehr denn je die Versenkung, das heißt die Meditation, um von der lauten Welt und dem Konkurrenzkampf Abstand zu gewinnen.

Vor nahezu zweitausend Jahren, als Ich im Menschenkleid über die Erde wandelte, gab es nur Arme und Reiche. Es gab noch keine Technik, und die Geräusche waren noch erträglich. Der einfache, der arme Mensch lebte noch mehr mit der Natur und ihren Kräften.

Unter den Armen gab es nicht den Kampf und die Anstrengung, mit aller Kraft und allen Mitteln reich werden zu wollen. Es schien den Armen unmöglich, Reichtum zu erlangen. Erst in den folgenden Zeitepochen, und insbesondere in der Zeit der Technik, wuchs der Mittelstand heran mit den drei Kategorien der Gesellschaft: den armen Menschen, dem Mittelstand und den Reichen. Nun ist es infolge der Technisierung auch dem Mittelstand möglich, zu Reichtum zu gelangen. Dieses Ziel brachte das Rennen und Jagen nach materiellen Gütern mit sich. Der Reiche hortet mehr denn je – und der Mittelständische strebt danach, reich zu werden. Die Armen haben keine Chance, reich zu werden. Deshalb begnügen sie sich in vielen Fällen mit dem, was sie haben. Sie sind – sofern sie nicht den Verhältnissen des Mittelstandes nachjagen – genügsamer und wenden sich, je nach Seelenreife, höheren Idealen und Werten zu.

Vor nahezu zweitausend Jahren aber lebten die Armen noch geruhsamer und stiller, da es nicht die Technik mit ihren lauten, disharmonischen Geräuschen gab. Da es für sie auch nicht den Maßstab eines Mittelstandes gab, wurden die Armen nicht so sehr vom Wunsch nach Wohlleben und Besitz erfaßt. Deshalb war auch das Nervensystem des einzelnen entspannter als das des heutigen Menschen. Daher konnten die geistigen Kräfte in vielen Menschen noch stärker fließen. Demzufolge gab es damals auch mehr Heilungen durch den Geist Meines Vaters.

In der Zeit, als die großen Heilungen durch den Geist Meines Vaters geschahen, war Ich, der Sohn Gottes, selbst einverleibt und lebte im hohen Bewußtsein der Urkraft, das heißt, Ich war eins mit Meinem Vater im Himmel. Es gehörte zu Meinem göttlichen Auftrag, den Menschen zu zeigen, was durch den Geist möglich ist. Selten wurden Reiche durch den Geist, Gott, gesund. Vielmehr waren es die Armen, die vertrauend und hoffnungsvoll das Göttliche bejahten. Sie nahmen in ihrer Einfachheit an, was ihnen geschenkt wurde, z.B. die Heilkraft für Seele und Leib. Sie wurden heil, gesund durch den Geist in Mir, dem Jesus.

Demgegenüber ist der heutige Mensch sehr veräußerlicht. Er zweifelt, stellt Fragen und ist oftmals so belastet und in Disharmonie, daß er die Gesetze des Friedens und der Liebe nicht so schnell umzusetzen vermag. Er spricht viel und macht sich noch mehr Gedanken, anstatt sich D e m vertrauensvoll hinzugeben, der alle Dinge weiß, der die Gesundheit und Kraft ist.

In einem gesunden, frischen und elastischen Körper wohnt auch eine lichte Seele

Wer die ewigen, universellen Gesetze und Naturgesetze verwirklicht, dessen Körper bleibt jugendlich und elastisch bis ins hohe irdische Lebensalter. Es ist der kosmische Mensch, dem die Kräfte des Alls dienen.

Menschen, die bewußt mit der Natur leben, die ihr Sinnen und Trachten auf das Göttliche ausrichten, haben eine edle Gesinnung. Entsprechend erweitert ist auch ihr Bewußtsein. Eine aufrechte Körperhaltung, ein elastischer, jugendlicher Gang geben oftmals Zeugnis von einem Menschen des Geistes.

Ist das Verhalten des Menschen seinen Mitmenschen und der Natur gegenüber positiv, bezieht er alles, was lebt, in sein Leben mit ein, achtet und schätzt er die Kreaturen und die Natur, dann wird auch seine Gesinnung edel und gut sein.

Ein Mensch des Geistes wird auch vom Geist, Gott, stärker durchströmt. Das hat zur Folge, daß sich ein ausgewogener Körper- und Atemrhythmus einstellt und die Luft im Körper in ihre für den Organismus notwendigen Bestandteile zerlegt werden kann. Die weitere Folge ist, daß das Blut, die Blut- und Lymphgefäße, die Muskeln, Organe, Drüsen und Hormone ausreichend mit gesunden Substanzen belebt werden. Dadurch nehmen Ermüdungs- und Schwächezustände ab, das heißt: der Mensch wird freudiger.

Die Natur will dem Menschen Freund sein.

Wer die Naturgesetze beachtet und so oft, wie es ihm möglich ist, bewußt durch die Natur wandert, wird seinen Körper mit dem lebenspendenden und lebenfördernden Sauerstoff versorgen. Die geistigen Kräfte werden mehr und mehr in ihn einströmen, Seele und Körper aufbauen und gesund erhalten.

Der menschliche Körper ist in seiner Zusammensetzung der Erde gleich. Somit ist er ein „Naturkörper". Deshalb benötigt er Substanzen, welche die Natur hervorbringt.

Ist die Gesinnung des Menschen edel und rein, entsprechen seine Gedanken der göttlichen Ordnung, ist er also selbstlos, dann wird er auch gegenüber den Naturreichen und den Elementen der Erde selbstlos handeln.

Lebt der einzelne in der Einheit mit allen Menschen, so lebt er auch in der Einheit mit der Natur. Die Folge davon ist ein gesundes, friedvolles, glückliches und jugendliches Leben bis ins hohe Lebensalter.

Der Mensch ist auf die Luft ebenso angewiesen wie auf die Nahrung. Fehlt dem Menschen gesunde, sauerstoffreiche Luft, dann wird er erkranken, trotz eventuell guter und naturgemäßer Ernährung.

Damit der Mensch gesund bleibt oder gesund wird, bedarf es des rechten Zusammenwirkens aller Kräfte in ihm: Er bedarf der gesunden Luft, der richtigen Ernährung, der Sonne und des Regens. Er bedarf der Erde, welche die Erzeugnisse zur Ernährung hervorbringt, und des gesunden Wassers, das die Zellstruktur auffrischt und den gesamten Organismus belebt.

Wer in sich selbst und auf und in der Erde den harmonischen Ablauf der kosmischen Kräfte stört, wird selbst gestört sein. Er muß Krankheit, Leiden und Sorgen tragen, bis er eins mit dem kosmischen Leben ist.

Wer Leid verursacht bei Menschen oder in der Natur, muß selbst darunter leiden. Das ist das Gesetz von Saat und Ernte.

Sauerstoff ist Leben. Der Naturkörper Mensch braucht frische Luft, Bewegung, Milieuveränderung, richtige Kost

Die Heilung über das Nervensystem ist ein grundlegender Aspekt, den Ich allen Menschen nahebringen möchte.

Ist das Nervensystem zerrüttet, einerlei, durch welche Ursachen, dann werden dort Krankheiten auftreten, wo die Organe schon geschwächt sind.

Der natürliche Sauerstoff, die reine Luft tragen erheblich zur Entspannung und Entgiftung der Nerven bei.

Gesunde, sauerstoffreiche Luft trägt lebenerwekkende Partikel, die der Körper nicht nur durch die Atmung aufnimmt, sondern auch über die Hautzellen. Sauerstoffreiche Luft beflügelt den ganzen Menschen und hebt sogar die Körperschwingung an. Ein harmonischer Spaziergang, bei dem sauerstoffreiche Luft ruhig, ohne hektisches Atmen aufgenommen wird, bewirkt sogar ein Abklingen der belastenden Gedanken von Krankheit und Sorge.

Haben die Zellen genügend frische Luft aus der Natur, dann bewirkt dies in manchen Fällen, daß das Ober- und Unterbewußtsein der Zellverbände stiller werden. Der Mensch nimmt dann Abstand von seinem gewohnten Denkmuster und von seinen Problemen. Dadurch baut sich der Zellenstaat auf. Wenn die beiden materiellen Zellenaspekte, das Ober- und Unterbewußtsein, stiller werden, kann Ich, die Geistkraft, der Geist, der Innere Arzt und Heiler, stärker wirken, sowohl in der Seele als auch im Leib. Deshalb ist oft eine Milieuveränderung anzuraten.

Der Mensch ist ein „Naturkörper" und sollte als solcher auch mit der Natur leben. Viele Menschen verschließen die Fenster und Türen, überheizen ihre Räume und sperren den gesundheitsfördernden Sauerstoff mit den lebenerweckenden Partikeln aus.

Ich, der Innere Arzt und Heiler, rate euch: Laßt die Luft in eure Räume strömen, sowohl am Tage als auch in der Nacht! Öffnet, so oft es möglich ist, die Fenster und Türen, laßt die Kräfte der Natur einströmen und atmet sie bewußt und harmonisch ein.

Auch die Kleidung soll bedacht werden. Der Mensch möge sich der Jahreszeit entsprechend kleiden, nicht zu warm und auch nicht zu leicht, je nach Witterung.

Auch rate Ich, des Nachts die Fenster zu öffnen, einerlei, wie das Wetter zu werden verspricht. Auch Regen, Wind und Kälte sind vielfältige Kraftspender. Auf diese Weise gelangt viel Sauerstoff in den Körper des Menschen. Dadurch beleben und erneuern sich auch die Zellen.

Bedeckt den Körper gemäß der Witterung und Jahreszeit mit einer entsprechenden Bekleidung. Sie soll nicht zu schwer sein. Kleidet euch auch mit dem entsprechenden Nachtgewand. Sofern es kalt ist, soll das Haupt mit einem Wolltuch bedeckt werden.

Ist es dem Menschen möglich, an warmen Frühlings- und Sommertagen im Freien zu übernachten, sollte er es tun. Auch die Natur, die Kraftspenderin für das Leben des Menschen, lindert Krankheiten und heilt, da Ich, der Geist, in allem Bin.

Wer an warmen Frühlings- und Sommertagen im Freien schläft, liegt gleichsam im Gesundbrunnen des Lebens. Ist es dir möglich, unter Nadelbäumen zu ruhen und zu schlafen – sie sind große Sauerstoffträger –, dann kann sehr bald die Kräftigung des Leibes spürbar werden, wenn der Mensch durch eine positive Einstellung zum Leben mitwirkt und damit sein Nervensystem harmonisiert. Denn durch und über die Nervenbahnen heilt der ewige Geist den physischen Körper.

Harmonie bewirkt Gesundheit. Du erlangst sie durch ein selbstloses, harmonisches Leben.

Nervenleidende oder Menschen, die an einer sogenannten unheilbaren Krankheit leiden, auch Menschen mit Lähmungserscheinungen, sollten ihrem

Körper natürlichen Sauerstoff zuführen, durch Waldspaziergänge oder durch entsprechende Ruheorte, wie z.B. unter Tannen.

Für die Ganzheitsheilung von Seele und Leib ist es auch ratsam, zeitweise einen Aufenthaltsort zu wählen, an dem viel Wald ist. Auch hier sei wiederum offenbart: Die Milieuveränderung und die Umstellung der Gedanken sind lebensnotwendig für die Gesundung.

Wenn genügend gesunder Sauerstoff im Körper ist, dann werden auch die Naturheilmittel, die vom Menschen eingenommen werden, stärker wirken. Sie kommen im Körper mit dem belebenden Sauerstoff in Berührung, der sodann die Naturheilmittel zur intensiveren Tätigkeit anregt.

Die Lebensträger im Sauerstoff bewirken sogar eine höhere Schwingung des menschlichen Körpers, so daß der gesamte Organismus für die positiven Kräfte aufnahmefähiger wird.

Das Zusammenwirken von positiven, bejahenden Gedanken und Worten, von lichten Farben, Formen und Tönen, von Sauerstoff und Naturheilmitteln regt das Geistbewußtsein der Organe zu stärkerer Tätigkeit an. Die Nerven entspannen sich, und die ewige Kraft, die Heil- und Lebenskraft, strömt verstärkt durch die Seele in den Körper. Zu all diesen positiven Aspekten kommt, wie schon offenbart, die Milieuveränderung hinzu, die wichtig ist, um Abstand vom Alltag zu gewinnen, von all den Schwingungen, die den Heilungsuchenden an seinem Wohnort immer wieder beeinflussen. Hinzu kommt auch eine richtige Ernährung, die der Heilungsuchende – auf Grund seiner Körperschwingung – selbst bestimmt.

Durch den Milieuwechsel, durch die Zunahme von Sauerstoff im Körper, durch Bewegung, Organansprechung, durch Farben, Formen, Töne und Düfte gelangt er in höhere Schwingung. Das bewirkt, daß die Sinnesorgane feiner reagieren und signalisieren, was der Körper an aufbauenden Stoffen, auch in Bezug auf die Ernährung, benötigt. Ein harmonisch ausgewogener Körperrhythmus, also ein harmonischer Körper, teilt über die Sinne dem menschlichen Verstand mit, welche Nahrung er benötigt, um gesund zu bleiben oder gesund zu werden.

Alles ist Schwingung. So ist auch der Mensch nichts anderes als ein schwingender Komplex, bestehend aus seinen Gefühlen und seinen Denkmustern. Verändert er seine Schwingung, dann reagieren auch seine Sinne entsprechend.

Der Mensch ist ein Gefühls- und Gedankenkörper, der, wenn er in Harmonie ist, auf das genaueste fühlt, welche und wieviel Nahrung er benötigt oder welche Nahrung ihm fehlt oder nicht zuträglich ist. Der Heilungsuchende sollte keine Nahrung wählen, die ihm nicht schmeckt oder von der er fühlt, sie sei ihm nicht zuträglich. Er sollte auf Grund seiner Empfindung und seiner körperlichen Wahrnehmung, die über die Sinne erfolgt, seinem Organismus die Nahrung zukommen lassen, die augenblicklich der Körper durch seine Signale wünscht. Vor jedem Fanatismus sei jedoch auch hier gewarnt.

In den Christuskliniken, den Häusern zur Gesundheit, sollte dem Heilungsuchenden die Möglichkeit geboten werden, neben dem Mahl in der Gemeinschaft sich ein kleines Menü selbst zu bereiten, dann, wenn seine Empfindungs- und Sinneswelt dem Gemeinschaftsmenü entgegensteht. Ein harmonischer Körper zeigt über die Gefühle und Empfindungen, aber auch über die Sinneswahrnehmung, welche Nahrung er benötigt, welche Substanzen die Zellen brauchen, um sich zu kräftigen und aufzubauen.

Wie schon offenbart, ist der menschliche Körper ein Bewegungskörper. Deshalb sollte sich der Mensch so oft wie möglich in frischer Luft bewegen. Hektische Bewegungen und Gewaltmärsche sind nicht vorteilhaft. Sie bewirken Dissonanzen im Körper. Wie schon offenbart, sollte jede längere starke Sonneneinstrahlung gemieden werden, insbesondere in den heißen Sommermonaten. Spaziergänge in waldreicher Gegend oder in wasserreichen Gebieten, z.B. entlang den Küsten der Meere, bewirken, daß sowohl über die Atmung als auch durch die Haut Sonnen- und Sauerstoffpartikel eindringen und den ganzen Körper zur Gesundung anregen. Auch ausgewogene Feld- und Gartenarbeit bereiten den Körper zur Sauerstoffaufnahme vor und bewirken eine angehobene Körperschwingung.

Sauerstoff ist Leben. Aber auch der Sauerstoff kann nur im Körper wirksam werden, wenn, wie schon offenbart, die Lebenseinstellung geändert wird: An die Stelle negativer, zielloser, haß- und neiderfüllter Gedanken müssen zielbewußte, gotterfüllte, bejahende und selbstlose Gedanken gesetzt werden.

Alles zusammen wirkt sodann stimulierend auf Seele und Leib ein.

Erhalten die Zellverbände zu wenig Sauerstoff, so können dadurch Herz und Lunge geschädigt werden. Die Herzkranzgefäße werden schwächer, verkrampfen und verengen sich. Der Kreislauf sinkt, und das Herz muß stärker arbeiten.

Ist der Mensch beständig in Unruhe und Hektik, dann kann ein Herzinfarkt die Folge sein, weil der Mensch wegen beständiger Unruhe und Hektik einen kurzen, schnellen Atem hat. Dadurch können auch die Herzklappen in Mitleidenschaft gezogen werden und über das Herz der gesamte Organismus.

Es ist eine Gesetzmäßigkeit: Wer nicht in und mit der Natur lebt, der schwächt seinen Organismus.

Wer jedoch seinen Organismus als Naturkörper erkennt, der wird auch mit der Natur leben und die Naturgesetze und die Kräfte der Natur, die ebenfalls Heilung und Hilfe bringen, bejahen.

Es genügt nicht, heute zu rufen „Herr, hilf mir" und morgen an der Hilfe des Geistes zu zweifeln. Ein fester Glaube an Mich, den ewigen Geist, ein unerschütterliches Bejahen der positiven Kräfte, bewirken Linderung der Krankheit und Heilung von innen.

Wirkungsweise der Naturheilmittel

Ein guter Arzt stützt den Körper durch Naturheilmittel und bemüht sich, das Nervensystem zu harmonisieren. Er weiß, daß sehr stark veränderte Naturheilmittel, die zu pharmazeutischen Medikamenten wurden, Nebenwirkungen haben.

Naturheilmittel als solche sind dem gesamten Organismus zuträglicher als chemische Präparate, es sei denn, es werden Hochpotenzen gegeben.

Sobald dem Menschen bewußt wird, daß alles auf Schwingung basiert, wird er Meine Offenbarungen richtig verstehen können.

In allen Bereichen des Organismus können Nebenwirkungen auftreten. Wird z.B. bedenkenlos ein Medikament zur Unterstützung des Verdauungstraktes eingenommen, damit die Speisen leichter und schneller verdaut werden, so kann schon das unter Umständen Nebenwirkungen haben, das heißt, das Medikament kann auf ganz andere Organe einwirken, vor allem dann, wenn die Schwingung des Verdauungstraktes nicht mit der Schwingung des eingenommenen Medikamentes weitgehend in Übereinstimmung ist.

Auf jede Aktion erfolgt die Reaktion, auch innerhalb der Zellverbände, wenn ein Medikamentenkomplex entweder nur auf das Ober- oder auf das Unterbewußtsein eines Zellverbandes einwirkt. Die Folge können hohes Fieber, Schüttelfrost oder größere Beschwerden sein. Auch Vergiftungserscheinungen oder Kreislaufschwäche können dadurch verursacht werden. Dem Menschen ist also geboten, seinen Organismus, die Nerven und Organe, mit Naturheilmitteln zu unterstützen.

Ein guter Arzt, dem die Heilung der Seele und des Körpers seiner Patienten am Herzen liegt, beginnt die Aufbereitung des Körpers mit niederen Potenzen. Er steigert diese ganz allmählich, je nach der Entwicklung des Krankheitsverlaufes, doch von Hochpotenzen wird er Abstand nehmen.

Der Körper ist ein lebender Organismus und signalisiert über die Zentrale, das Gehirn, was ihm bekommt oder weniger bekommt. Er reagiert auch dann, wenn Medikamente oder Nahrungsmittel seinem Schwingungspotential nicht entsprechen. Wer mehr mit dem Geist lebt, mit seinem erschlossenen Geistbewußtsein, der kann die Reaktionen seines Körpers genau erkennen und weiß auch, was zu tun ist.

Im Universellen Leben werde Ich die Naturheilärzte so führen, daß sie sich in die Empfindungswelt der Seele und des Körpers eines Patienten hineinempfinden können. Durch die geistige Schulung, die Ich jenen angedeihen lasse, die dem Geist, dem Inneren Arzt und Heiler, die Ehre geben, werden sie so geschult, daß sie auf Grund ihrer erhöhten Sensitivität ihren Nächsten so erkennen, wie er ist – und nicht, wie er sich gibt. Nur dadurch kann die Ursache einer Krankheit erkannt werden.

Ich offenbarte: Der Mensch sollte mit den niederen Potenzen beginnen. Die Potenzen des Naturheilmittels sollten der Schwingung des schwachen

Organs ähnlich sein. Es sollte in seiner Schwingung nur gering über der Schwingung des schwachen Organs liegen.

Bei dieser Vorgehensweise wird zuerst das Oberbewußtsein des entsprechenden Zellverbandes angesprochen. Hat sich das Oberbewußtsein beruhigt und ist es eingestimmt, dann wird sich der Mensch wohler fühlen, weil eventuell die Schmerzen nachlassen. So kann die Potenz des Naturheilmittels erhöht werden. Sie wirkt dann beruhigend und aufbauend auf das Unterbewußtsein des Zellverbandes ein.

Sind sowohl das Ober- als auch das Unterbewußtsein des Zellverbandes weitgehend harmonisiert, dann kommt das Geistbewußtsein des Zellverbandes stärker in Tätigkeit: Über den Wesenskern der Seele werden sodann vom Geist-Zellbewußtsein vermehrt Lebens- und Heilkräfte abgerufen. Dadurch wird ein gesetzmäßiger Ablauf in Gang gesetzt: Vom Wesenskern der Seele ausgehend, strömen sodann durch die Seele und durch die Bewußtseinszentren im Menschen die vermehrten Heilkräfte in das Geistbewußtsein der Zellen und in das Unter- und Oberbewußtsein des vorbereiteten Zellverbandes.

Auf jede Aktion folgt die Reaktion. Mißhandlung der Tiere, liebloser Umgang mit Pflanzen, Verstrahlung von Feld und Wald werden auf den Urheber Mensch zurückfallen

Jeder Laut besteht aus mehreren Komponenten. Ein Angst- oder Freudenschrei z.B. setzt sich aus unterschiedlichen Empfindungen, Erregungen, Gefühlen und Gedanken zusammen. Es ist also ein Komplex mit verschiedenen Komponenten.

Jeder Laut ist eine Aktion, sei sie disharmonisch oder harmonisch. Jede Aktion birgt in sich schon die Reaktion. Das heißt, jeder Laut kommt wieder als Schwingung auf den Urheber zurück oder auf Menschen, die in dem Schwingungsbereich dieser ausgesandten Energien stehen. Sie werden davon beeinflußt oder zum Denken oder zur Tat angeregt – je nachdem, was von dem Menschen ausgeht, der im gleichen Schwingungsverhältnis zu dem ausgesandten Laut steht.

Auch Empfindungswellen von Tieren, die von Menschen gequält, mißhandelt oder grausam getötet wurden und werden, sind Schwingungen, die sich in der Atmosphäre aufhalten und die wiederum auf jene zurückkommen, die Tiere quälen und töten. Auch die Tiere in den Schlachthäusern empfinden, daß sie eines gewaltsamen Todes sterben müssen. Die angsterfüllten und qualvollen Empfindungen dieser Tiere kommen auf die Urheber zurück.

Unzählige Tiere leiden qualvoll, weil sie als Versuchstiere dienen. Sie werden als Objekte gehalten, als hätten sie keine Empfindungswelt. All diese und ähnliche Aktionen werden die entsprechenden Reaktionen auslösen.

Auch die Pflanzenwelt hat ein Sensitivleben. Auch sie reagiert sowohl auf positive als auf negative Gedanken, Worte, Töne und Handlungen. Wer den Pflanzen, Kräutern und Blumen, ja der gesamten Natur liebe- und verständnisvoll begegnet, der wird auch von ihr aufbauende und lebensnotwendige Substanzen erhalten, zum Wohle der Seele und des Leibes.

Wer jedoch gegen die Naturgesetze verstößt, wer die Natur durch Chemikalien quält, wer Pflanzen ausreißt und wegwirft, wer Bäume und Sträucher im Saft abholzt, der wird aus der Natur kaum die notwendigen Substanzen aufnehmen, die sein Körper benötigt.

Pflanzen reagieren sehr fein. Ihr sensitives Leben reagiert, wie offenbart, sowohl auf Positives als auf Negatives. Sie entwickeln gute und aufbauende Stoffe, wenn der Mensch ihnen gesetzmäßig begegnet. Sie entwickeln aber auch schädliche Stoffe, wenn der Mensch gegen die Lebensprinzipien der Einheit und der Liebe handelt. Die gesamte Natur registriert wie das Tier die Gesinnung des Menschen, der durch Wälder, Felder und Auen wandert, der in Feld, Wald und Garten arbeitet.

Die Schwingungen, die von Tieren, Pflanzen und auch von Steinen ausgehen, sind vom Ursprung her positiv, weil sich die Naturreiche nicht belasten können.

Wenn jedoch der Mensch den Kindern der Natur, den Tieren, Pflanzen und auch den Mineralien negativ entgegentritt, sei es durch negative Gedanken oder Handlungen, durch Umweltverschmutzung und atomare Strahlung, dann reagiert die Natur, indem sie ihre Schwingung ändert. Die geistige Strahlung in den Pflanzenarten und im Stein geht zurück. Die Pflanzen entwickeln dadurch andere Stoffe – nicht mehr die natürlichen Stoffe, die der Körper für ein gesundes Leben benötigt, sondern Schadstoffe, die letzten Endes der Mensch ausstreute, ausgoß und ausgießt. Chemikalien und atomare Strahlung, alles Negative verändert die Lebensstoffe der Pflanzen, Sträucher, Bäume, Blumen und der Früchte in Wald und Feld, auch des Getreides. Diese Schadstoffe sendet die Natur auch als Schwingung aus. Da keine Energie verlorengeht, kommt sie wieder auf die Urheber zurück.

Rätselhafte Krankheiten – Hilflosigkeit. Ganzheitstherapie und Schulung der Ärzte im Universellen Leben

Auf Grund all dieser und weiterer Geschehnisse erkrankt vor allem der weltbejahende Mensch immer mehr. Im Laufe der Zeit entstanden so Krankheiten, über die die Ärzte immer noch rätseln und Vermutungen anstellen. Die Details der Ursachen der Symptome erkennen sie jedoch nicht. Die Ursachen des Erscheinungsbildes einer Krankheit werden so vielseitig und unterschiedlicher Art sein, daß den Ärzten in vielen Fällen nichts anderes übrig bleibt, als entweder zu bekennen, daß sie nicht mehr weiterwissen, oder die Ärzte verlassen jede Vernunft und geben ohne Verantwortung Medikamente und Strahlungsdosen, die nicht nur vermehrte körperliche Beschwerden heraufbeschwören, sondern auch seelische Qualen und Leiden.

So mancher Arzt wird umdenken und die Ganzheitstherapie anwenden, die vor allem der Seele gilt und dann erst dem Leib.

Die Ganzheitstherapie kann jedoch nur der anwenden, der sich selbst erforscht und sein Leben umgestaltet hat, vom menschlichen, intellektuellen Denken hin zur geistigen Erkenntnis und göttlichen Weisheit.

Damit alle Menschen sich selbst erkennen und ihr Leben umgestalten, gebe Ich, der Geist des Lebens, Hinweise, Lehren und Lektionen. An sich arbeiten muß jedoch jeder selbst. Keinem wird das Gegensätzliche genommen. Jeder Mensch muß sein Ich, sein Fehlverhalten, erkennen und bereit sein, es allmählich abzulegen, das heißt, das Gegensätzliche nicht mehr zu tun. Er muß bereit sein, anstatt gegen das Gesetz zu handeln, mit dem Gesetz zu arbeiten.

Dementsprechend werden die Ärzte im Universellen Leben geschult. Sie bereiten sich zuerst selbst vor. Das heißt, sie bemühen sich, zunächst selbst nach dem ewigen Gesetz zu leben und zu handeln, um dann dem Nächsten auf gesetzmäßige Art und Weise zu helfen und zu dienen.

In Bälde werden die Ärzte dieser Welt machtlos vor Krankheiten stehen, die bisher in dieser Form noch nicht dagewesen sind, und nicht mehr wissen, welches Medikament sie verordnen sollen. Die Kliniken werden sich allmählich auch mit seelisch kranken Menschen füllen.

Hinzu kommen die atomar verstrahlten Menschenkörper, die ganz unterschiedlich auf die immer stärkere radioaktive Strahlung reagieren. Entsprechend sind auch ihre Leiden.

Im Laufe dieser Entwicklung werden viele Ärzte ihr eigenes Unvermögen erkennen müssen; in vielen Fällen werden sie an ihren Künsten scheitern.

Die Krankheiten der kommenden Zeit werden in erhöhtem Maße auf Strahlungsschäden beruhen, die auf atomare Verstrahlung der Luft, der Erde, der Seen, Flüsse und Meere zurückzuführen sind. Selbst die Nahrung und alles, was der Mensch einnimmt – auch Medikamente und Naturheilmittel –, werden im Laufe der Zeit verstrahlt sein.

Der physische Tod geht mit einem großen Gefolge einher und berührt alle, die sich allein dem Materiellen verschreiben und dadurch für die negativen Schwingungen – wie atomare Strahlung, Viren und schädliche Bakterien – anfällig und somit aufnahmebereit sind.

In dem Maße aber, wie das Gegensätzliche seine Niederlage erfährt, öffnet sich der Himmel für die notleidende Kreatur.

Gott sandte Wesen des Lichts: Einverleibte Geistwesen, die nun im Chaos dieser Zeit mit Christus das Universelle Leben aufbauen

Gott sandte erneut Boten des Lichtes, die sich einverleibten und dem großen Geist, dem Vater in Mir, dem Christus, als Instrumente dienen.

In diese Welt sandte Ich auch ein Wesen, das im Erdenkleid Mir als Lehrprophetin und Botschafterin dient. Durch Mein Instrument lehre Ich nicht nur die Gesetze im allgemeinen, sondern Ich gebe den Menschen Hinweise und Lehranweisungen, wie sie ihr Leben gestalten können, um das kosmische Gesetz, das Absolute Gesetz, zu erfüllen, auf daß sie gesund werden und gesund bleiben.

Ich sandte Glaubensheiler, die Meine Kräfte weitergeben.

Ich sandte Lehrer, die Mein offenbartes und erläutertes Gesetz weiterreichen.

Ich sandte Wesen, die im Erdenkleid als Ärzte wirken und Meine Gesetze an den Heilungsuchenden anwenden.

Ich sandte Wesen, die, aus dem Niedergang der Welt heraus, das Universelle Leben mit aufbauen. So entstehen Betriebe, Kindergärten, Schulen, Krankenhäuser, Altenheime und landwirtschaftliche Versorgungsquellen für Meine Kinder.

Wesen des Lichtes im Erdenkleide wirken also im Universellen Leben, angeleitet von Mir, dem Christus.

Der Himmel hat sich geöffnet, und er öffnet sich immer mehr für alle Menschen und Wesen, die guten Willens sind, die bereit sind, das ewige Gesetz der Harmonie, des Friedens und der Liebe zu verwirklichen – um sich so für die ewig harmonischen, kosmischen Kräfte aufzubereiten und gesund zu werden oder gesund zu bleiben, um Frieden, selbstlose Liebe und die bewußte Erkenntnis zu erlangen.

Der Weg führt unmittelbar zum Herzen Gottes.

Das Innere prägt das Äußere und umgekehrt. Harmonie in der Kleidung

Im Universellen Leben gilt: In dem Maße, wie der Mensch von Mir durchdrungen ist, durchleuchtet er auch seine Mitmenschen und erhellt die Welt.

Wer in Meinem Geiste erwacht ist, der ändert nicht nur seine Gewohnheiten. Sein Inneres strahlt in das Äußere und verändert den Menschen von Grund auf. Die Züge eines geistig Erwachten werden edler. Sein Benehmen ist harmonisch, weil seine Gedanken und Gefühle in Harmonie sind.

Die Kleidung solcher Menschen ist ausgewogen, auch in der Farbzusammenstellung. Sie wissen: Das Innere prägt das Äußere, und das Äußere wirkt auf das Innere ein. Menschen des Geistes meiden buntkarierte Stoffe, denn sie wissen: So vielseitig, wie der Mensch in seiner Gedankenwelt schillert, entsprechend kleidet er sich.

Die buntschimmernden und karierten Stoffe wirken störend auf die Aura, auf das Energiefeld der Seele und des menschlichen Leibes, ein. Es ist zu raten, auch schwere Stoffe und dunkle Farben zu meiden. Sie können das Gemüt eines sehr sensiblen Menschen gegensätzlich beeinflussen. Der Mensch kann dadurch unter Umständen gemütskrank und apathisch werden.

Menschen mit schwachen Nerven sollten keine schwere und dunkle Kleidung tragen. Das Gewicht des Stoffes, dunkle und karierte Stoffe belasten das Nervensystem noch mehr, als es ohnehin schon belastet ist durch die Umwelteinflüsse. Jede Disharmonie und Dissonanz im Äußeren wirkt störend auf die Seele und das Nervensystem des Menschen ein.

Bemühe dich also, o Mensch, diese äußeren Gegensätzlichkeiten, soweit es dir möglich ist, zu meiden.

Um all dem Gegensätzlichen, so weit es dem Menschen noch möglich ist, entgegenzutreten, sollte er sein Leben umgestalten, von der Disharmonie und Weltbezogenheit hin zum harmonischen Leben, zur Einheit mit Gott.

Wer Meine Weisungen befolgt, der wird in sich selbst die Bestätigung finden, daß Ich, der Geist des Lebens, die Wahrheit Bin. Jeder Seele und jedem Menschen ist durch Mein Golgathaopfer die Evolution als lebenbringendes Heil beschieden. Sowohl der Seele als auch dem Menschen ist es durch geistige Übungen möglich, sich aus den niederen Schwingungen zu erheben und in höhere Bereiche zu gelangen, in denen Friede, Harmonie, Gesundheit und Kraft wirksam sind. Durch die bewußte Ausrichtung auf die heiligen Gesetze wird im Laufe der Pilgerfahrt die Seele eins mit Gott, ihrem Vater.

Gott ist überall, Er ist allgegenwärtig. Daher ist jedem Menschen die Vereinigung mit der höchsten Kraft möglich. Wer dem hohen Ziel der Vereinigung mit Gott täglich mehr zustrebt, dem dienen die heiligen Kräfte der Unendlichkeit. Er ist nicht mehr Sklave seiner Leidenschaften und Begierden, Sklave seiner Gedanken und Empfindungen, sondern Herrscher über seine niedere Natur.

Hat der Mensch zu Gott gefunden, dann ist seine Seele zum reinen Geistleib geworden. Er ist sodann der geistige Mensch oder, in der weiteren Folge, der Gottmensch: Geist aus Meinem Geiste.

Warum heute tiefere Einblicke in die ewigen Gesetze offenbart werden können

In dieser Welt leben alle Bewußtseinsgrade eng nebeneinander oder sogar miteinander. Dadurch bestehen sehr viele Frequenzbereiche ganz unterschiedlicher Art.

Jede Schwingung versucht, mehr oder weniger stark auf die andere einzuwirken, je nach Schwingungsgrad und Intensität. Gleichschwingende höhere Kräfte verstärken und befruchten sich gegenseitig. Ungleiche und niedere Schwingungen werden von den höheren Schwingungen nicht angenommen.

Das universelle Gesetz besagt: Gleiches zieht sich an, Ungleiches stößt sich ab.

Weil in dieser Welt die Bewußtseinsgrade sehr unterschiedlich sind, ist auch das Verständnis für die ewige Wahrheit unterschiedlich. Deshalb kann aus dem Geiste Gottes nur so viel offenbart werden, wie der Mensch in der Zeitepoche, in der das geistige Gut gegeben wird, verstehen kann.

Mein Wort ist nur wegweisend, und die Darlegungen in Meinen Offenbarungen sind nur dem verständlich, der sich in das Wort vertiefen kann.

In dieser Zeitepoche der Technik kann Ich Meinen Menschenkindern wesentlich mehr offenbaren als in zurückliegenden Zeiten. Der mit der Technik vertraute Mensch weiß um das Gesetz der Anziehung und des Abstoßens. Er arbeitet mit Schwingungen, mit Frequenzen. Er weiß um die unterschiedlichen Lichtintensitäten und deren Wirksamkeit. Er hat Einblicke in den atomaren Aufbau und weiß um die Schwerkraft.

Auf Grund all dieses Wissens kann auch Ich, der Geist, den Menschen tiefere Einblicke in die ewigen Gesetze der Unendlichkeit vermitteln – und auch in das Gesetz von Ursache und Wirkung. Denn der Mensch weiß, daß Farben, Formen und Töne Frequenzen, das heißt Schwingungen sind, daß alles schwingt und alles aufeinander einwirkt. Außerdem hat der Mensch neue Worte für seine Erkenntnisse geprägt, die Ich verwende, um Mich in der Welt und für die Meinen, für Meine Menschenkinder, ausdrücken zu können, denn Gott hat nicht Worte. Deshalb bedarf es der Instrumente.

Meine Zeit ist angebrochen – die Zeit des Christus

Die Zeit wird kommen, in der es auch mit der Technik bergab geht, weil sie nicht gesetzmäßig und für das Wohl aller Menschen eingesetzt wurde.

Diese große Zeitenwende ist schon angebrochen. Menschen und Seelen befinden sich im Aufbruch. Die einen, die mit dem Zeitlichen verschmolzen sind, werden vom Zeitlichen erfaßt und bewegt, und die mit dem Geist, Gott, sind, werden mit der Urkraft verschmolzen sein. Auf diese Weise stoßen Licht und Schatten immer mehr aufeinander.

In den Bereichen von Kirche, Wirtschaft und Wissenschaft steht das Licht mit der Finsternis im Kampf. Oftmals scheint es noch so, als würde die Finsternis gegen Mich, den Christus, ihren Siegeszug antreten und Mich, den Geist, in Schranken weisen. Das ist jedoch nur scheinbar so – nicht in Wirklichkeit.

Die Zeit ist angebrochen, in der Ich, der Christus, siegreich hervorgehen werde. Trotz Kampf, Krieg, Verwüstung, atomarer Verseuchung und allem, was Erde und Menschen heimsucht, bleibe Ich der Sieger. Denn Ich Bin das Licht der Welt.

Ein tiefes geistiges Ahnen erfaßt viele Menschen, die im Kampf mit sich selbst, mit ihrer niederen Natur, stehen. Sie fühlen, daß sich Großes anzeigt und auch vollziehen wird, denn eine neue Zeit, die Zeit des Geistes, braust empor aus dem Gegensätzlichen und wird die Erde und die Welt erneuern.

Die Kräfte der Unendlichkeit treten in den Kampf mit den Gegensatzkräften.

Für viele Menschen wird es eine neue Zeit geben, die Zeit des echten Menschentums.

Ich, Christus, habe die neue Zeit eingeleitet, und Mein Licht strahlt immer stärker in die Welt und in die Herzen derer, die Mich lieben. Über sie und durch sie werde Ich all jene erfassen, die noch weltbezogen sind. Denn alle sollen heimfinden an das Herz ihres und Meines Vaters.

In der Zeit des zunehmenden Christuslichtes wird vielen Kranken Hilfe zuteil werden. Unterdrückte finden zur Freiheit, und Geknechtete werden den Weg zur Befreiung finden.

Meine Zeit ist angebrochen, die Zeit des Christus.

Ich wirke durch die Meinen. Hilfe und Rettung kommt zu den Kranken, Notleidenden und Hungernden. Die Verblendeten werden ihr Blendwerk erkennen, und viele werden zu Mir finden, dem Erretter der Seelen und dem Gründer des wahren Menschentums.

Kommet alle zu Mir her, die ihr mühselig und beladen seid! Nach eurem Glauben will Ich euch dienen, helfen und geben. In die finstere Nacht wird also Hilfe kommen, das Licht der Welt, Ich, der Christus.

Ich mache die geknechteten Seelen und die verängstigen Menschen frei.

Die Erde wird von der Urkraft umgewandelt, so wie die Seele von Mir, dem Christus. Ich mache alles neu, Ich bringe alles in Evolution, hin zum Vater, dem Licht.

Eine geistige Revolution wird das wahre Menschentum einleiten. Einer trage des anderen Last – Bete und arbeite – Gib und empfange. Richtige Hilfe für Notleidende – Echte Missionsarbeit

Voraus geht die Revolution in Seele und Mensch: Sie müssen erkennen, daß das Materielle, das vom Menschen Erdachte, vergeht und das Geistige erstehen, ja sichtbar werden wird durch Menschen der neuen Zeit.

Hätten in den vergangenen zweitausend Jahren die Seelen und Menschen die geistige Evolution angestrebt, dann müßte nach dem Friedensreich nicht die Expansion des Erdmantels erfolgen, die zum Zerbersten des Materiellen führt.

Die Ehrfurcht vor Gott gebietet den Menschen, die Gott wahrlich lieben, die ewigen Gesetze zu halten.

Das Brot des Geistes ist das Leben des Leibes. Daher lautet das Gesetz für alle Gott zustrebenden Menschen: Einer trage des anderen Last.

Das bedeutet jedoch nicht, daß der eine dem anderen zur Last fallen darf, weil er nicht gewillt ist, zu arbeiten und sein Brot zu verdienen.

Der Gerechte hilft dem, der auf dem Weg der Gerechtigkeit ist. Der jedoch, der nur empfangen und keine geistigen Lehren und Unterweisungen annehmen möchte, um das Gesetz „Bete und arbeite" zu verwirklichen, der muß eben noch darben, bis er erfaßt, daß auch er gerufen ist, das Gesetz der Liebe und Einheit zu verwirklichen, das lautet: Einer trage des anderen Last – einer helfe dem anderen. Das bedeutet: Unterstütze deinen Nächsten, indem du dem Hungernden Brot gibst und Kleidung. Doch sei bedacht, daß er das Gesetz „Bete und arbeite" einhält. Unterstütze ihn, doch gib ihm gleichzeitig die Möglichkeit, in rechter Weise zu arbeiten.

Der eine Mensch ist heute reich, weil er sich diese Ernte im Vorleben erworben hat. Doch zugleich ist er gerufen, seinen Reichtum nicht für sich zu vermehren und ihn zu horten, sondern auszuteilen und denen zu geben, die wahrlich Not leiden – nicht nur im Äußeren, sondern auch an innerer Geistigkeit – sofern sie gewillt sind, das Gesetz „Bete und arbeite" zu erfüllen.

Jeder Reiche ist in dieser Welt nur ein Vermögensverwalter. Die Reichen sollten also mit ihrem Vermögen dem Gemeinwohl dienen. Bleiben die

Reichen jedoch im Äußeren reich, weil sie horten und ihr Vermögen als ihr Eigentum ansehen, dann sind sie im Inneren arm.

Damit sie jedoch im Inneren reich werden, müssen sie im nächsten Leben ärmer, ja arm sein, je nachdem, wie einst die im Erdenkleid reiche Seele gedacht und gelebt hat.

Menschen im Wohlstand sollten den Ärmeren dienen, den Menschen, die unter ihnen in Einsamkeit und Armut leben, ebenso den Brüdern und Schwestern, die in den Entwicklungsländern darben. Das bedeutet jedoch nicht, daß sie nur irdisches Brot austeilen sollen. Beides, geistiges und leibliches Brot, muß im rechten Maße gereicht werden. Das erfolgt durch geistige Belehrungen und durch die Verwirklichung des Gesetzes „Bete und arbeite".

Rechtes Beten ist selbstloses, bewußtes Arbeiten in Übereinstimmung mit dem ewigen Gesetz. Wer nicht recht betet, das heißt wer nicht selbstlos lebt, denkt und arbeitet, der wird auch in Zukunft nicht essen. Wer nicht selbstlos arbeitet, wird auch in Zukunft kein Brot haben. Das Gesetz von Saat und Ernte bringt alles an den Tag.

Das Gesetz „Bete und arbeite" verlangt auch, daß sich der Mensch nach dem Naturgesetz ernährt, daß seine Gedanken selbstlos sind und seine Handlungen dem Gemeinwohl dienen. Auf diese Weise gesunden Seele und Mensch.

Missionare der verschiedenen Religionen bereisen viele Länder, in denen Menschen hungern. Sie halten ihre Tätigkeit an vielen Orten aufrecht. Meistens besteht sie aus biblischer Verkündigung und irdischen Gaben.

Ich frage: Was nützen den unwissenden, verschatteten Seelen und den kranken Leibern fromme Worte der Bibel – und Medikamente, um äußeres Leid aufzuheben? Vielen dieser notleidenden und hungernden Menschen fehlt die innere Nahrung, das geistige Brot; das heißt, es fehlt die rechte Einstellung zum Leben. Um die in Not und Hunger lebenden und vom Schicksal gezeichneten Menschen zur wahren Einsicht und Umkehr zu bewegen, bedarf es nicht nur der frommen Worte und des irdischen Brotes und der Medikamente.

Der Mensch benötigt weitaus mehr: Kranke, hungernde und leidtragende Menschen müssen wohl zuerst körperlich aufgebaut werden – doch gleichzeitig muß ihnen auch das Gesetz „Bete und arbeite" nahegebracht werden. Ihnen muß die Möglichkeit zum Arbeiten geboten werden.

Die Christusfreunde im Universellen Leben, die Ich in das Gesetz des Lebens einweise, haben den Auftrag, in alle Länder zu gehen und den geistig und physisch Armen in rechter Weise zu dienen. Was in den nahezu zweitausend Jahren an wahrer Missionstätigkeit versäumt wurde, versuche Ich, der Geist Christi, aufs neue aufzubauen, als rechte weltweite Hilfe durch freie Menschen des Geistes. Der geistige Mensch ist der getreue Arbeiter im Weinberg seines Herrn.

Wer arbeitet, der wird auch Lohn empfangen.

Und wer rechtmäßig arbeitet und zugleich sein Wesen veredelt, der wird die Metamorphose im Geiste erlangen. Aus der Raupe, dem geknechteten und gedrückten Menschen, wird ein Falter werden, ein Mensch des Geistes.

Menschen des Geistes kennen das Gesetz „Bete und arbeite". Sie wenden es auch in rechter Weise an.

Es steht geschrieben: Mit der Hände Arbeit oder „Im Schweiße deines Angesichtes sollst du dein Brot verdienen". Diese Aussage gilt für alle Menschen, die rechtes Arbeiten nicht gelernt haben, die deshalb für ihre Mitmenschen und für all die Menschen in den unterentwickelten Ländern auch kein Vorbild sind. Rechtes Arbeiten heißt: Zuerst geben, dann empfangen.

Du sollst jedoch nicht geben, um zu empfangen. Gib und diene selbstlos. Deshalb ist es auch nicht gesetzmäßig, die notleidenden Menschen in den unterentwickelten Ländern nur mit Brot zu versorgen, ohne sie zur rechten Arbeit anzuhalten.

Wer nur nimmt und nicht das Geben lernt, das auch in aller Arbeit enthalten ist, bleibt einseitig ausgerichtet. Einseitig orientierte Menschen sind der Auffassung, daß nur ihre Nächsten geben müssen, während sie selbst nur empfangen könnten, da sie nichts besitzen.

Deshalb sollte der Nehmende auch das Geben lernen. Das Gesetz „Bete und arbeite" beinhaltet beides: Geben und Empfangen.

Die Einstellung, daß nur eine bestimmte Kategorie von Menschen geben soll, bewirkt im Laufe der Zeit unter den nur Nehmenden eine lethargische Haltung. Eine solche Haltung kann nur zu Komplikationen führen, da sie nicht dem universellen Gesetz entspricht. Eine solche Einstellung kann nur zu weiterer Verarmung und zu noch größerem Chaos führen, da der Ausgleich fehlt: Bete und arbeite, gib und empfange.

Wird die Waage der Gerechtigkeit, die in einer Schale das Gegebene und in der anderen Schale das Empfangene aufnimmt, nur einseitig belastet, dann bedeutet das früher oder später Not, Krankheit und Siechtum.

Es ist eine Lebensaufgabe für Generationen, den Menschen, die nur an das Nehmen denken, insbesondere in den verarmten, unterentwickelten Ländern, das Gesetz „Bete und arbeite“ näherzubringen. Diese Umgestaltung von Nehmen auf das richtige Verhältnis von Geben und Empfangen können nur Christen bewirken, die in ihrem Inneren die ewigen Gesetze erkennen und sie als Menschen auch praktizieren. Nur solche Menschen können einseitig orientierte Seelen und Menschen aufbauen.

Obwohl viele Missionare ihren Dienst tun, so sind es doch nur wenige, die nach dem Gesetz der Liebe und Freiheit den gerechten Dienst in Demut und Selbstlosigkeit versehen. Die Lesungen aus der Bibel allein bewirken nicht, daß der Mensch das Gesetz „Bete und arbeite“ erfüllt. Menschen, die einseitig orientiert sind, müssen dem ewigen Gesetz entsprechend angeleitet und geführt werden.

Hunger und Not sind äußere Zeichen innerer Verarmung.

Das bedeutet jedoch nicht, daß solche Menschen in ihrem Zustand verharren sollen. Es steht geschrieben: Einer trage des anderen Last. Somit ist den Christen geboten, ihren armen Geschwistern beizustehen, sie das Gesetz „Bete und arbeite" zu lehren, es ihnen vorzuleben und sie anzuleiten, auf daß das Gebot erfüllt werde: Einer trage des anderen Last, und einer stehe dem anderen in gesetzmäßiger Weise bei.

Weil in den unterentwickelten Ländern das Gesetz „Bete und arbeite" nicht oder nur teilweise angewandt wird, gibt es unter den Ärmsten der Armen große Unzufriedenheit. Wogen von Neid, Feindschaft und Anklage gegen den Nächsten, der im Wohlstand lebt, gehen von dort zu den Wohlstandsländern. Diese Kräfte des Neides, der Feindschaft, des Hasses und der Anklage nehmen besonders auf jene Einfluß, die Mittel und Möglichkeiten hätten, den Ärmsten der Armen in rechter Weise beizustehen, sie zu unterstützen und zu lehren, was es heißt: Wer arbeitet, hat auch Brot, und wer nach den ewigen Gesetzen lebt, wird niemals hungern und darben.

Diese echte Missionsarbeit wurde auf breiter Basis versäumt. Deshalb gilt Mein Ruf auch heute noch: Gehet hinaus, lehret und taufet. Mit dem Wort

Taufe meine Ich die Geisttaufe. Wenn der Mensch die ewigen Gesetze weitgehend verwirklicht hat, dann durchdringt ihn der Geist, und er ist wieder Geist aus Meinem Geist geworden.

In der Jetztzeit schule Ich wieder Menschen, die Mich lieben und sich bemühen, ihr Leben Mir zu weihen.

Geleitet vom ewigen Geiste, werden Menschen der neuen Zeit das erfüllen, was gesetzmäßig ist: auch die Ärmsten unter den Armen das Gesetz „Bete und arbeite" zu lehren und sie anzuweisen, wie dies im täglichen Leben vollzogen werden muß, um physisches und geistiges Brot zu haben.

Doch wie oft in den zurückliegenden zweitausend Jahren werden sie wieder von vielen Scheinchristen mißachtet, die ihnen Übles nachsagen, weil sie anders denken und leben als der veräußerlichte Christ. Gerade im Namen einer staatlichen oder kirchlichen Obrigkeit wurden in meinem Namen stets diejenigen mißhandelt und gefoltert, die das wahre Christentum der Nächstenliebe und der Barmherzigkeit lebten, lehrten und in alle Welt tragen wollten. Die Zeiten grausamer Tätlichkeiten sind noch nicht ganz vorüber.

Trotz aller Widerwärtigkeiten erwacht nun der neue Mensch, der die Gesetze des Lebens erfüllt, während der Weltmensch allmählich dahinsiecht, geschwächt von Wollust, Krankheit, Leid und atomarer Verstrahlung.

Die neue Zeit wird mit der Reinigung der Erde eingeleitet. Jetzt schon wird für die neue Zeit aufgebaut

Die neue Zeit wird mit der Reinigung der Erde eingeleitet, da diese in allen Bereichen verunreinigt und atomar verstrahlt ist.

Es wird alles neu werden.

Die Öfen der Erde sind die Meere, die sich durch die atomare Strahlung erhitzen. Die Erde ist die Kochplatte der Meere. Sie wird vieles zum Kochen bringen. Die Vulkantätigkeit wird zunehmen, und die Polkappen werden schmelzen. Die Radioaktivität wird sich steigern. Es wird kein Kräutlein mehr geben, das nicht verstrahlt ist. Die Erdachse wird sich verändern, und die erhitzten Meere werden die Erde reinigen. Hinzu kommt die Veränderung der Planetenkonstellationen. Planeten werden ebenfalls durch ihre Strahlung die Reinigung der Erde bewirken.

Ein neuer Himmel und eine neue Erde werden entstehen.

Die neue Erde werden Menschen des Geistes bewohnen.

Ich baue vor. Jetzt schon werden die Meinen unterwiesen, wie sie jetzt schon die neue Zeit gestalten sollen. Jetzt schon wird für die neue Zeit gelebt und gebaut.

Ich werde die Meinen und das, was für das Reich Gottes ist, zu schützen wissen.

Menschen des Geistes lernen, in rechter Weise den Menschen zu helfen, mit einfachsten Mitteln, doch mit der wertvollsten Kraft ausgestattet: mit dem allerhaltenden Geiste der Liebe und Weisheit.

Jetzt schon helfen sie all den Kranken, welche die Ganzheitstherapie bejahen, die lautet: Der Körper wird gestützt, so daß der Geist, Gott, die Heilung in Seele und Leib vorzunehmen vermag.

Menschen aus allen Ländern kommen.

Es wird die Zeit kommen, in der auch den Armen das zuteil wird, was sie geistig und physisch aufrichtet: das Leben im Geiste, das auch das physische Brot schenkt.

Es wird der neue Mensch kommen, der in Mir lebt, der lehrt und durch den Ich heile, Ich, Christus, das Leben.

Ich, der Geist, bringe allen, die guten Willens sind, das Reich Gottes, das Reich des Friedens.

Gottes Liebe kommt durch die Meinen auf diese Erde. Wer es fassen kann, der fasse es.

Ich Bin gekommen, um erneut zu helfen und zu heilen, um den Meinen zu dienen.

Das Feuer der geistigen Revolution brennt. Ich, Christus, habe es entzündet.

Wieder ist angesagt: Gehet hin, lehret und taufet! Wer Ohren hat, der hört.

Die Ursachen sind also mannigfaltig, die der Mensch schafft, so mannigfaltig wie auch die Wirkungen, die Krankheiten, die Leiden, die Sorgen und Nöte.

Die Ursachen wurden gesät. Es entsteht das, was gesät ist, und wirkt sich im Materiellen aus.

Deshalb nenne Ich diese Offenbarung: Ursache und Entstehung aller Krankheiten.

Ursachen und Wirkungen durch Mißachten der Nächstenliebe den Ärmsten gegenüber

Viele, die sich heute Christen nennen, im Wohlstand leben und gegen Mein Wort wirken, werden durch die Verkettungen von Ursachen und Wirkungen in den nächsten Inkarnationen von Hunger und Aussatz geplagt werden, da sie heute Gift in das keimende, wahre christliche Leben gießen.

Das Gesetz „Gleiches zieht Gleiches an" bewirkt, daß eine belastete Seele sich nur in einen Körper einverleiben kann, dessen Erbanlagen der Belastung der sich inkarnierenden Seele entsprechen.

So werden diejenigen, die heute das keimende wahre Christentum zertreten wollen, und diejenigen, die angesichts derer, die in Armut leben, unbedenklich weiter im Wohlstand prassen, einst dafür zur Rechenschaft gezogen werden. Wer heute das Gesetz „Bete und arbeite" nicht in rechter Weise lebt und lehrt und dabei nicht auch die Ärmsten der Armen mit einbezieht, der wird einst unter seiner Einstellung zu leiden haben.

So mancher glaubt, daß alle, die in Sünden, in Belastungen leben, die hungern und darben müssen, dadurch abzutragen hätten und daß deshalb keine Hilfe für sie nötig wäre. Diese Einstellung läßt sich nicht mit dem Gebot der Nächstenliebe vereinbaren. Befinden sich in den unterentwickelten Ländern inkarnierte Seelen, die eine sehr große Belastung tragen, so heißt dies noch lange nicht, daß sie eben abzutragen hätten, was sie einst verursacht haben.

Nach dem Gesetz der Nächstenliebe sollten diejenigen Hilfe bringen, die nicht in Armut und Siechtum leben. Die Hilfe jedoch muß über irdische Nahrung und pharmazeutische Produkte hinausgehen – und auch über das Wort der Bibel.

Nur das gelebte Wort ist kraftvoll. Das Wort ist das Gesetz. Es muß zuerst vom Missionar selbst verwirklicht sein. Wird das ewige Gesetz verwirklicht, dann bedarf es nicht mehr der buchstabengetreuen Lesung. Es bedarf sodann auch nicht mehr eines frommen Buches. Es ist das gelebte Wort, das nicht nur frei gesprochen wird, sondern sich auch in rechter Weise in die Tat umsetzt.

Gott hat keine Geheimnisse

In der Schule zur inneren Wahrheit lernt der Mensch die tiefen, ewigen Gesetze. Er wird so unterwiesen, daß er die ewigen Gottesgesetze richtig versteht und an sich selbst und dann in der Welt anzuwenden vermag. Deshalb gebe Ich auch einen

Einblick in die inneren Vorgänge der Gene, der Erbanlagen, in Bezug auf die inkarnierende und inkarnierte Seele.

Der neue Mensch, in dem die ewige Wahrheit zu knospen beginnt, der in der Erfüllung der Bergpredigt erblüht, ist kein Blinder, der glaubt, Gott lasse sich nicht in die Geheimnisse blicken!

Gott hat vor den Menschen keine Geheimnisse, es sei denn, der Mensch hat vor Gott Geheimnisse. Das heißt: Wenn sich der Mensch selbst vor dem göttlichen Strom verschließt, dann kennt er die Gesetze nicht. Wer die Gesetze nicht kennt, der ist blind für die Wahrheit. Nur der geistig Blinde spricht: Gott läßt sich nicht in die Geheimnisse schauen.

Hätte Gott, unser ewiger Vater, vor Seinen Kindern Geheimnisse – müßte Er vor ihnen Schöpfungsgedanken und gesetzmäßige Abläufe verbergen –, dann wäre Gott unvollkommen, so wie der Mensch unvollkommen ist.

Wer in Meiner Nachfolge lebt, der erfüllt die ewigen Gesetze. Ich kam in diese Welt, um die Gesetze zu lehren und zu leben – nicht, um davon nur zu reden!

Wer Mir nachfolgt, dem ist geboten, Gleiches zu tun. Dann öffnet sich das geistige Auge: der Mensch schaut das Sein und nicht nur den Schein. Das Geheimnis ist gelüftet, weil er göttlich geworden ist. Die Schleier sind gefallen, die Nebel menschlichen Ichs haben sich aufgelöst: Er schaut klar die Wahrheit.

Die geistigen Gesetzmäßigkeiten bei der Zeugung

Gedanken sind Kräfte. Sie können auf die Gene der Frau und ebenso auf die Gene des Mannes einwirken, je nach Art des Gedankens und der Veranlagung in den Genen.

Die Anlagen in den Genen sind entscheidend für das werdende Geschlecht. Es wird sowohl über die Frau als auch über den Mann bestimmt, sofern sie im Gesetz von Ursache und Wirkung stehen. In beiden Geschlechtern, im Mann und in der Frau, befinden sich die Anlagen für das Weibliche und das Männliche. Die Partner bestimmen auf Grund ihrer „inneren Uhr", auf Grund des Gesetzes von Ursache und Wirkung, das Geschlecht des Kindes.

Befindet sich bei der Zeugung das Kräftepotential beider Partner weitgehend in Übereinstimmung, dann entsteht vorwiegend ein weibliches Prinzip – sofern sich die Übereinstimmung nicht nach wenigen Tagen ändert. Dominiert kräftemäßig die Frau, so entsteht – ebenfalls unter der Voraussetzung, daß sich das Kräftegefälle nicht ändert – ein männliches Wesen.

Ist also das Kräftepotential der Frau stärker als das des Mannes, dann kommen in der Frau mehr die männlichen Aspekte zum Schwingen. Das hat zur Folge, daß die Frau dem Manne kräftemäßig überlegen ist. Dadurch werden in dem zur Befruchtung kommenden Ei vorwiegend die männlichen

Aspekte angesprochen. Das bewirkt, daß im Leibe der Mutter ein männliches Wesen heranreift.

In dem Ei, das sich zur Befruchtung anschickt, ist ein gewaltiger Steuerungsmechanismus wirksam, der über die Konstellation der Planeten – entsprechend der Belastung der beiden Partner – in Gang gehalten wird. Durch diesen gesetzmäßig gesteuerten Ablauf zieht das zur Befruchtung kommende Ei die Kräfte an, die stärker in ihm wirken. Denn auch die Zusammenführung von Frau und Mann geschieht nicht durch Zufall, sondern ist die Wirkung auf gesetzte Ursachen.

Es gibt auch die Zusammenführung beider Partner durch das Absolute Gesetz. Das geschieht dann, wenn beide, Mann und Frau, nicht mehr im Kausalgesetz, im Gesetz von Saat und Ernte, stehen.

Wird von Partnern auf der Ebene des Absoluten Gesetzes ein Kind gezeugt, dann sind die Spermien und das Ei ohne Belastung. Sie werden nicht von dem Gesetz von Ursache und Wirkung bestrahlt, sondern vom reinen Gesetz.

Gleiches zieht Gleiches an. Es kommt dann ein Kind zur Welt, das hohe Ideale und Werte in sich trägt: das Leben aus dem Geiste. In diesem Sinn sollte auch die Zeugung des Jesus von Nazareth gesehen werden, in den Ich, der Christus, Mich einverleibt habe.

Empfindungen, Gedanken und Worte sind Kräfte. Sie können entweder aus der Seele aufsteigen oder von außen „anfliegen“ und von Seele und

Mensch aufgenommen werden – sofern diesbezüglich eine Entsprechung, also eine Anlage, vorliegt.

Sowohl die positiven als auch die negativen Empfindungen, Gedanken, Worte und Wünsche können – sofern sie immer wieder bewegt werden – entsprechend ihrer Intensität auf die Gene Einfluß nehmen.

Damit ist gesagt, daß sowohl der Mann als auch die Frau auf ihre eigenen Gene einwirken – und auch auf das zur Befruchtung kommende Ei.

Wenn das Kräftepotential der Natur ins Schwanken gerät, z.B. nach Kriegen oder Katastrophen, und ein erheblicher Mangel an männlichen oder weiblichen Prinzipien besteht, dann schafft das Naturgesetz den Ausgleich: So wie der Mond in der Verbindung mit der Sonne und weiteren Planeten die Gezeiten steuert und über die Magnetströme die Paarung der Tierwelt anregt und reguliert, wirkt auf ähnliche Weise über die Magnetströme die Strahlung der Gestirne verstärkt auf die Menschen ein, wenn das Kräftepotential Mann-Frau erheblichen Schwankungen unterliegt.

Fehlt es zum Beispiel an männlichen Wesen, so regt der Mond, in Verbindung mit der Sonne und den Gestirnen, die männlichen Aspekte in den Genen an. Der Mond – in Verbindung mit der Sonne und den Gestirnen, die zur Zeit der Zeugung auf Menschen mit entsprechendem Schwingungsgrad besonderen Einfluß nehmen – stellt sodann allmählich das Gleichmaß Mann-Frau wieder so weit her, wie es nach den Naturgesetzen der Anziehung – auch Polarität genannt – ausreichend ist.

Der Ausgleich der Kräfte, auch der zwischen Mann und Frau, gehört zum Gleichklang der Kräfte dieser Erde und des gesamten Sonnensystems.

Dem Menschen ist geboten, die Gesetze der Unendlichkeit zu wahren und sie an sich selbst und an der Erde anzuwenden. Geschieht das nicht, weil der Mensch in den Gleichklang der Kräfte, in das ökologische Gleichgewicht, eingreift, dann ist auch sein Verhältnis zu seiner Umwelt – und zu seinem Nächsten – gestört.

Deshalb sei wachsam, o Mensch, denn jeder Augenblick im Leben birgt in sich wieder neue, das heißt andere Aspekte in deinem Denken, Fühlen, Wollen und Handeln, die deiner Seelenbelastung und deinem derzeitigen Lebenswandel entsprechen.

Freude und Leid, Krankheit, Gesundheit und Wohlergehen werden ausschließlich vom Menschen selbst bestimmt. Der Mensch ist der Erbauer seines Schicksals und der Erbauer seines Lebens.

Jeder Mensch steht jeden Augenblick vor der Entscheidung: für oder gegen das ewige Gesetz. Seine Empfindungen, Gedanken, Worte und Werke sind sein Leben, sie sind der Mensch selbst. Mit dem, was er ist, wirkt er auf seine Umwelt ein – jedoch auch auf sich selbst, denn was er sät, das wird er ernten, sowohl im Positiven als auch im Gegensätzlichen.

So kann eine werdende Mutter, entsprechend ihrem Denken und Leben, auch auf die Gene ihres werdenden Kindes einwirken. Ist das Leben der werdenden Mutter ausgewogen und harmonisch, sind ihre Empfindungen edel und ihre Gedanken gut, lebt sie bewußt, das heißt in der Gewißheit der Allmacht Gottes, die alles umschließt, auch ihr werdendes Kind, dann kann unter Umständen in den Genen noch vieles umgewandelt werden, was im Augenblick der Zeugung eventuell als Schwert des Schicksals über dem Mann, der Frau und dem werdenden Kind hing. Was sich in den Genen der Mutter selbst wandelt, kann sich auch in der ankommenden Seele wandeln, sofern dies für die Seele gut ist.

Aber nicht nur der Frau, sondern auch dem Manne obliegt eine große Verantwortung dem werdenden Kind gegenüber. Der Mann trägt ebenfalls entscheidend dazu bei, welche Seele sich einverleiben kann. Die positive, liebevolle und tolerante Einstellung des Mannes der Frau gegenüber ist entscheidend. Seine Haltung wirkt sich nicht nur auf die Mutter positiv aus, sondern auch auf das werdende Kind und im weiteren Verlauf auf die gesamte Familie.

Das Gesetz von Ursache und Wirkung wirkt sich auch in der Beziehung der Geschlechter untereinander aus, weil sie unter Umständen durch falsches Denken, Fühlen, Wollen und Leben, durch Streit und Zank ein gemeinsames Karma aufbauen, das früher oder später Wirkungen zeigt. Ein solches gemeinsames Karma kann sich auch auf den im Mutterleib wachsenden Embryo auswirken, sofern in dessen Genen Ähnliches vorliegt.

Solange sich Menschen im Gesetz von Ursache und Wirkung befinden, sind sie vielfältig beeinflußbar, sowohl im positiven als auch im negativen Sinne. In dieser Hinsicht können Mann und Frau schon bei der Zeugung die Weichen für die ankommende Seele stellen. Entsprechend den Erbanlagen beider Elternteile – und entsprechend ihren derzeitigen Lebensgewohnheiten, die zum Positiven oder Negativen neigen können – inkarniert sich sodann eine Seele. Deshalb ist jedem Menschen geboten, seine Seele zu reinigen und seinen Körper zu veredeln, auf daß nicht weitere Ursachen geschaffen werden.

Damit der Mensch reifen und wachsen kann, soll er zuerst auf seine Seele achten und dann erst auf seinen Körper. Eine gesunde, das heißt in der Strahlung hochschwingende, von größerer Belastung freie Seele besitzt auch einen gesunden Körper.

Dem Menschen ist vom Geiste des Lebens geboten, sich durch ein gesittetes, auf Gott ausgerichtetes Leben aus seinem derzeitigen Schwingungsbereich heraus zu erheben, um in höhere, reinere und subtilere Schwingungen zu gelangen.

Solange sich Mensch und Seele schwingungsmäßig auf der niedersten Ebene, also im Bereich der Erdschwingung, aufhalten, werden auf sie alle die gegensätzlichen Kräfte von Krankheitserregern einwirken, die in diesem Bereich, in dieser Schwingungszone, wirksam sind. Das gilt für alle Seelen und Menschen, die schwingungsmäßig mit der Erdschwingung identisch sind – auch für die werdende Mutter und ihr Kind.

Nimmt die werdende Mutter z.B. einen Krankheitserreger auf, der sie plagt und eventuell an das Krankenlager fesselt, so kann auch der Embryo darunter leiden, je nachdem, welcher Art ein Erreger ist und mit welcher Intensität er den Körper schüttelt und heimsucht.

Auch gesunde, hochschwingende Nahrung wirkt sich an und im Menschen aus – auch im Kind unter dem Herzen der Mutter.

Ich wiederhole: Alles beruht auf Schwingung.

Es hat auch jeder Kontinent, jedes Land, jede Stadt, jeder Ort und jedes Haus seine Schwingung. Die Menschen, die z.B. ein Land bewohnen, gehören bewußtseinsmäßig zur Landesschwingung. Weiterhin sind die Menschen, die ein Land bewohnen, im einzelnen wieder bewußtseinsmäßig in Stadt, Ort und Haus zusammengeführt. Auch das Klima oder die Früchte haben die Schwingung des Landes. Deshalb sollte sich der Mensch vorwiegend von den Früchten ernähren, die in dem Land wachsen, das seine Heimat ist oder in dem er sich längere Zeit aufhält. Land, Klima und Naturprodukte sind weitgehend schwingungsgleich.

Da Gleiches Gleiches anzieht und bestärkt, so sollte der Mensch auch diese Gesetzmäßigkeit beachten – um in äußere und innere Harmonie zu gelangen.

Früchte von Pflanzen, die mehrere Jahre leben, haben mehr Lebenskraft, weil sich die Pflanze dem kosmischen Rhythmus mehr angeschlossen hat. Daran sollte im besonderen die werdende Mutter denken. Die hohen Schwingungen der Früchte von länger lebenden Pflanzen wirken sich auch auf den Embryo positiv aus. Ein Apfel z.B. besitzt Lebenssubstanzen, die kaum eine andere Frucht aufzuweisen hat. In den verschiedenen Ländern gibt es weitere Früchte, die ein hohes Kraftpotential besitzen und sich belebend und stärkend auf die Menschen und in den Menschen, in der Mutter und ihrem werdenden Kind, auswirken.

Lebt der Mensch jeden Augenblick bewußt, dann wird er auch jeden Augenblick die kostbaren positiven Lebenskräfte aufnehmen – auch die Mutter für ihr werdendes Kind.

Der Embryo ist vom Augenblick der Zeugung an sowohl vom Vater als auch von der Mutter abhängig; vom Vater mittelbar über die Mutter und unmittelbar von der Mutter.

Auf ähnliche Weise, wie über die Mutter sowohl die positiven als auch die negativen Kräfte zum Embryo gelangen, nimmt auch eine gesetzmäßige und ungesetzmäßige Nahrung Einfluß auf die Menschen, auf die werdende Mutter und den Embryo.

Die neue Zeit, die Zeit des Geistes, bringt Menschen des Geistes hervor, die gesünder sind, wodurch auch ihre Kinder gesund und kraftvoll diese Welt erblicken werden. Die neue Zeit kennt immer weniger Krankheiten.

In den Wiederholungen, die zum besseren Verständnis notwendig sind, bemühe Ich Mich, euer Erlöser, die Vorgänge und Dinge, die auf den Menschen sowohl im Positiven als auch im Negativen einwirken, von mehreren Seiten zu beleuchten, damit der Mensch Meine Offenbarung in allen Aspekten erfaßt und die Ursachen kennenlernt, die Wirkungen entstehen lassen.

Seelenbelastungen gleichen Magneten, sie ziehen Entsprechendes an – Naturkatastrophen, Infektionskrankheiten

Das Zeitalter des Geistes führt viele Menschen, die nach höheren Zielen und Werten streben, zu den höheren Kräften und Seelenschwingungen der Harmonie und des Friedens. Höhere Schwingungen wirken positiv auf den Menschen ein. Sie harmonisieren den Organismus und bewirken Frieden in seinem Denken und Handeln.

Je höher die Seelen- und Körperschwingung eines Menschen ist, desto stärker sind auch die Abwehrkräfte in seinem Körper. Wer seelisch und physisch nicht mehr unter den Einwirkungen der Strahlung der Gestirne steht, wer sich also schwingungsmäßig über die Planeteneinflüsse – über die vier Astralebenen – hinausbegeben hat, der hat eine durchlichtete und durchgeistigte Seele und einen dementsprechend durchstrahlten Körper. Wer sich über den Wirkungsbereich der Planetenkonstellation erhoben hat, der ist weitgehend befreit von dem Gesetz von Ursache und Wirkung, dem Kausalgesetz.

Die geistige Entwicklung erfaßt auch die Gene und bewirkt, daß negative Erbanlagen aufgehoben werden oder sich nur noch bedingt auswirken.

Die Natur gibt vielfältige Beispiele und Gleichnisse für die Entwicklung, das Werden, Wachsen und Leben der Menschen, für ihre Schicksalsschläge und Leiden.

An den Naturereignissen kann der Mensch die Komponenten seines eigenen Schicksals ablesen.

Dazu ein Beispiel:

Bei einem Erdbeben wird das Zentrum, in welchem das Beben seinen Ursprung hat, am stärksten erschüttert. Wer unmittelbar in diesem Bereich lebt, kann Hab und Gut verlieren. Er kann sogar von seinem eigenen einstürzenden Haus getroffen und verletzt werden. Durch einen solchen Schock ist es möglich, daß sein Nervensystem zerrüttet wird. Der eine verletzt sich z.B. beim Hauseinsturz, den anderen ereilt der physische Tod, der nächste erleidet einen Schock, wieder ein anderer kommt mit dem Schrecken davon. Hieran kann der Mensch erkennen, daß dies etwas mit der Seelenbelastung des einzelnen zu tun hat. Entsprechend seiner Seelenbelastung zieht ein Mensch die negativen Kräfte an, die sodann Einfluß auf ihn nehmen, z.B. auch über einstürzende Gebäude. Die Verschattungen der Seele gleichen Magneten. Sie ziehen von außen Gleiches oder Ähnliches an.

Ein weiteres Beispiel:

Bei einem Vulkanausbruch werden die Gebiete, die unmittelbar am Fuße des Vulkans liegen, mit Lava überflutet. Hingegen werden weiter entfernte Landstriche nur teilweise erfaßt.

Ähnlich ist es im Leben des einzelnen Menschen. Befindet sich der Mensch z.B. schwingungsmäßig in größerem Abstand zu einem schwingenden Komplex von Krankheitserregern, so wird er sich nur leicht infizieren und sich nur unpäßlich fühlen. Befinden sich jedoch Seele und Körper in der Nähe oder sogar im unmittelbaren Wirkungskreis des Erregers, dann wird sich der Mensch stärker infizieren. Er kann, entsprechend seiner Seelenbelastung, erkranken oder sogar leidend werden. Entscheidend sind immer Art und Intensität der Belastung, die im Menschen selbst liegt.

Wer mit Gott in Harmonie ist, der ist auch mit seinem Körper in Einklang. Der Körper ist das Gefährt der Seele

Auf ähnliche Weise vollzieht es sich im positiven Sinne mit der Heil- und Lebenskraft: Je mehr sich Seele und Mensch dem Urquell, Gott, nähern, um so gesünder, harmonischer und friedvoller ist der Mensch. Ist der Mensch dem göttlichen Ursprung nahegekommen, dann fließen in ihm verstärkt die Heil- und Lebenskräfte, und die Zellverbände sind auf die Geistkraft ausgerichtet.

Deshalb: Lerne, o Mensch, deinen Körper zu beherrschen. Zügle deine Gedanken, verfeinere deine Sinne, dann begibst du dich schwingungsmäßig in subtilere Bereiche, in Zonen, in denen das Licht, Gott, stärker in dir wirken kann.

Solange der Mensch ein Spielball seiner Gedanken ist, hat er keine Beherrschung über seine Sinne. Er ist der leidenschaftliche Mensch, der nur wieder Leiden schafft.

Wer gesund bleiben oder werden möchte, der muß seine Gedanken ordnen, seine Rede zügeln und seine Sinne meistern. Dann kann er seinen Körper beherrschen. Ist der Mensch so auf das Göttliche ausgerichtet, dann dienen ihm bewußt und in allen Situationen des Lebens die geistigen Kräfte. Wer in Gott lebt, der kann in und um sich Berge versetzen. Das heißt, sein Wort hat Macht, und was um ihn ist, wird ihm dienen.

Wer mit Gott, seinem Vater, in Harmonie ist, der ist auch mit seinem Körper in Einklang. Das heißt, er wird nicht über seinen Körper klagen und sich über seinen Zustand beklagen. Er wird positive Gedanken der Heilung und des Friedens in seinen ganzen Körper lenken, zu seinen Organen, Muskeln, Drüsen und Hormonen.

Der Gott Zugewandte wird über eine Unpäßlichkeit nicht klagen, sondern sich fragen, was ihn aus seinem Streben, in der Einheit mit Gott zu leben, gebracht hat. Er wird die Ursache der Disharmonie ergründen. Dann wird er das, was er an sich selbst erkannt hat, bereinigen, um wieder bewußt der Einheit mit Gott zuzustreben. Die wachsende Einheit von Geist, Seele und Körper bewirkt Gesundheit, Kraft und Glück.

Wer in der Einheit mit Gott lebt, der lebt bewußt.

Wer in der Einheit von Geist, Seele und Körper lebt, dem ist es auch möglich, seine Organe, den Zellenstaat, erfolgreich anzusprechen.

Wer in Harmonie mit Gott ist, dem gehorchen alle untergeordneten Bereiche, der gesamte Organismus, zum Beispiel die Organe, Drüsen und Hormone.

Wer in Harmonie mit dem Göttlichen ist, der wirkt auch positiv auf Medikamente, Nahrungsmittel und Getränke ein.

Durch die Kommunikation mit der Allkraft ist es dem geistig Geschulten möglich, mit den einzelnen Organen seines Körpers in geistige Verbindung zu treten – da, wie schon offenbart, jedes Organ und jede Zelle ein Ober-, Unter- und Geistbewußtsein besitzt.

Wer in Harmonie mit Gott ist, dessen Seele und Körper werden von der Geistkraft verstärkt durchstrahlt. Das heißt, das Geistbewußtsein der Zellen ist aktiv und beherrscht das Ober- und Unterbewußtsein der Zellen. Dadurch reagieren die auf den Geist ausgerichteten Zellverbände sofort auf hochschwingende Gedankenwellen, die der geistig ausgerichtete Mensch seinem Körper zusendet. Da der gesamte Organismus ein schwingender Komplex ist, in dem jedes Organ entsprechend seiner Durchstrahlbarkeit schwingt, kann vom Menschen auch jedes Organ angesprochen werden.

Gedanken und Worte sind Kräfte, die von Zellen und Organen aufgenommen werden. Im Organismus, in den Zellen, entsteht das Echo. Wie der Mensch denkt, spricht und handelt, so reagiert sein Körper, die Zellverbände.

Das Bewußtsein der Organe reagiert sowohl auf positive als auch auf negative Impulse des Menschen und auf Impulse aus der unmittelbaren Umgebung.

Wer seine Gedanken und Sinne zu beherrschen gelernt hat, der kann auch seinen Körper zur Heilung durch den Geist vorbereiten.

Erkenne, o Mensch, aus Meinen vielfältigen und wiederholten Darlegungen, was die Ursachen aller Krankheiten und Geschehnisse sind und auf welche Weise sie entstehen.

Werde also bewußt eins mit dem universellen Geist, mit deiner Seele und mit deinem Körper, mit jedem Organ.

Erkenne deinen Körper als das Instrument deiner Seele, als das Gefährt des dir innewohnenden geistigen Leibes. Deine Gedanken, Worte und Werke und deine Einstellung zum Leben sind der Treibstoff für deinen Körper.

Durch die Technik besitzt der Mensch Maschinen, Fahrzeuge, Flugzeuge und vieles mehr.

Soll dich das Fahr- oder Flugzeug von einem zum anderen Ort oder von einem zum anderen Kontinent befördern, so wird Treibstoff in den Tank gefüllt und kein Wasser. Dem Getriebe wird Getriebeöl gegeben und kein Pflanzenöl.

Du weißt, daß die Maschine deines Fahr- oder Flugzeuges nur dann richtig arbeitet und Leistung bringt, wenn sie den richtigen Treibstoff und das richtige Getriebeöl bekommt.

Der Mensch ist darauf bedacht, seine Fahr- oder Flugzeuge, seine Maschinen und alles, was die Technik hervorgebracht hat, mit dem rechten Treibstoff und Strom zu versorgen.

Auf seine Seele und auf das Gefährt seiner Seele, den Körper, achtet er jedoch wenig.

Das Fahrzeug fährt nicht und das Flugzeug fliegt nicht ohne den richtigen Treibstoff – und der Körper des Menschen funktioniert nicht ohne den Geist, Gott.

Der menschliche Körper ist ein Naturkörper, dessen sämtliche Bausteine, das heißt Substanzen, aus der Natur sind. Deshalb sollte der Mensch mit der Natur leben und in allen Formen der Natur die Antriebskraft, das Leben, den Geist, erkennen. Dann würde er bald gewahr werden, daß Ich, der Geist, ihm näher Bin als Arme und Beine.

Erkennt sich der Mensch als Teil der Natur, dann wird er sich auch selbst erkennen und auch das Wirken des Geistes in der Materie verstehen.

Dann wird er auch erkennen, daß er nicht Körper allein ist, sondern daß im Körper ein ihm innewohnender geistiger Körper besteht – und der Leib nur das Gefährt dieses ihm innewohnenden geistigen Körpers ist.

Die Seele ist einverleibt, um ihre Schatten oder Teile der Schatten, die Belastungen der Vorinkarnationen, in dieser Einverleibung abzutragen. Deshalb sollte es für den Menschen ein Gebot sein, seinen Körper gesund zu erhalten durch gesunde Nahrung aus der Natur, durch lautere Gedanken und durch ein gesetzmäßiges Leben. Erlebe deinen Körper als das Gefährt deiner Seele!

Werde eins mit jedem Organ, indem du ihm die notwendigen Nährstoffe zukommen läßt, die in der Natur enthalten sind: in den Früchten des Feldes und des Waldes. Belebe Seele und Leib durch positive Gedanken und bewirke dadurch die Einheit mit dem Geist.

Die Organe nehmen die Substanzen aus der Natur bereitwillig an, wenn du, o Mensch, ein positives und harmonisches Leben führst.

Menschen, die mit ihrem Körper weitgehend in Harmonie sind, die sich im täglichen Leben entsprechend den Gesetzen Gottes verhalten, verstehen auch die mahnenden Impulse der Organe zu deuten. Diese Sensitivität kann jeder Mensch erlangen, sofern er die universellen Gesetze verwirklicht und auf diese Weise zur Einheit mit dem Leben findet.

Der Mensch ist ein Kind des Alls. Er befindet sich dann mit den kosmischen Kräften in Kommunikation, wenn seine Seele licht und seine Gesinnung lauter ist.

Wer also mit den Kräften des Geistes in Übereinstimmung gelangen möchte, der muß zum Überwinder seiner tierischen Natur, seiner Leidenschaften und menschlichen Gefühle werden. Er muß die Fesseln des Hasses, des Neides und des Ehrgeizes sprengen, welche die göttliche Kraft hindern, dem Menschen zu dienen und zu helfen.

Wenn ein wacher Mensch bewußt die Einheit von Seele, Geist und Körper anstrebt, wenn er frei von Zwangsgedanken, Wünschen und Erwartungen ist und die geistige Reife erlangt hat, kann er von seinem Bewußtsein erfahren, was er in seinem Leben ändern muß, damit sein Körper Kräftigung, Gesundheit und Leistungsfähigkeit erlangt. Ist der Mensch geistig erwacht, dann ist es oftmals sinnvoller, Gespräche über seine Lebensweise, seine Einstellung und sein Verhalten zu führen, als sich sofort Naturheilmitteln oder gar pharmazeutischen Produkten zuzuwenden.

Eine richtige Denkweise und Lebenseinstellung sind wichtiger als Medikamente. Ein Gegenbeispiel: die selbstzerstörerische Einstellung eines Patienten

Wer seine augenblickliche Situation erkennt und umdenkt, der bereitet sich heute schon für die Zeit vor, in der es weder gesunde Heilpflanzen noch helfende Medikamente gibt.

Auch Naturheilmittel sollten nicht leichtfertig eingenommen werden. Eine gesunde Lebenseinstellung bewirkt in manchen Fällen mehr als Naturheilmittel oder gar pharmazeutische Produkte.

Erkenne: Gedanken sind Kräfte. Sie beeinflussen und steuern den Körper – auch die Wünsche und den Willen des Menschen. Der Körper wird je nach der Intensität der Gedanken beeinflußt, seien sie positiv oder negativ.

Jeder Wissende wird sich bemühen, Seele und Leib von gegensätzlichen Empfindungen, Gedanken und Worten zu reinigen – und auch rein zu halten. Dazu gehört auch eine gesunde Ernährung. Die Wirkungen auf den Körper haben wiederum ihre Auswirkungen in der Seele. Wie der Mensch denkt, so ist er – oder so wird er.

Dazu ein Beispiel, aus dem jeder, für sich oder für seine Familie, lernen kann:

Heute ist der Mensch glücklich. Er bejaht das Leben und ist zu all seinen Mitmenschen freundlich und mit seiner Umwelt in Harmonie. Seine Gefühle sind edel, seine Gedanken gut. Er ist der Überzeugung, daß ihm das Glück aus allen Bereichen des Lebens zuströmt und ihm hold ist. In seiner Familie ist alles wohlgeordnet, und alle sind dem Anschein nach in Harmonie. Seine Freunde sind eins mit ihm. Alles ist gut. Er ist gesund, er erfreut sich auch an kulinarischen Genüssen, an Alkohol und Nikotin. Die Welt ist für ihn voll Sonnenschein.

Eines Tages erwacht er aus einem unruhigen Schlaf. Er spürt eine leichte Unpäßlichkeit. Seine Gedanken sind trüb, obwohl die Sonne scheint. Die Heiterkeit ist von ihm gewichen. Sorgen und Ängste beschleichen ihn. In der Nacht fühlte er sich unwohl. In seinem Körper machen sich Vorgänge bemerkbar, die er nicht deuten kann, die ihn deshalb nachdenklich stimmen. Er ist niedergedrückt, weil sein Herz schmerzt und das Atmen beschwerlich ist. Im Laufe des folgenden Tages setzen Schwindelgefühle, Müdigkeit und Erbrechen ein. Die Familie macht sich Sorgen, und seine Freunde raten ihm, diese oder jene Arznei einzunehmen und dieses oder jenes zu unternehmen. Es wird ihm geraten, einen Arzt zu konsultieren. Der Arzt stellt die Diagnose: Herzschwäche oder Herzfehler. Er klärt den Patienten über eventuelle mögliche Begleiterscheinungen auf.

Auf Grund der Diagnose und der Aufklärung fühlt sich der Hilfesuchende schwer krank und behindert. Aus Sorgen vor eventuellen Folgen getraut er sich kaum mehr, zu laufen und zu atmen. Er beobachtet nun jede Regung und jeden Schmerz seines Körpers. „Ich bin krank", so denkt und spricht er.

Was geschieht nun mit dem einst so fröhlichen Menschen, dessen Umwelt nur Sonnenschein und eitel Freude war? Nachdenklich und traurig sitzt er in einem bequemen Stuhl. Die Umgebung, in der er lebt und wohnt, ist weiterhin hell und freundlich. Doch er registriert seine Umgebung kaum mehr. Sein Gemüt ist düster. Der Mensch ist von Gedanken der Sorge und Krankheit belastet.

Die Familienmitglieder nehmen Anteil an seiner Krankheit. Trotz alledem gehen sie jedoch weiter ihren Verpflichtungen nach, auch dem Sport und Spiel. Auch seine Freunde gehen ihren gewohnten Verpflichtungen und Vergnügungen nach. Die Familie und auch die Freunde nehmen ihn, den sogenannten Kranken, wohl mit zu Spiel und Sport, doch er selbst darf – der Diagnose des Arztes und seinen eigenen Bedenken zufolge – diese ihm einst so liebgewesenen Gewohnheiten nicht mehr ausüben. Er resigniert und bedauert sich immer mehr. Die Folge ist, daß er allen Vergnügungen fernbleibt.

Auch die übliche Tätigkeit am Arbeitsplatz und zu Hause führt er nicht mehr aus, weil der Arzt ihm Ruhe verordnet hat. Auch seine Ernährung, seine Eß- und Trinkgewohnheiten, mußte er von einem zum anderen Tag vollkommen umstellen. Alles Liebgewordene – das, was ihn einst lebensfroh und glücklich machte – erlebt er jetzt nur noch über

Zweite und Dritte, also nur noch am Rande des Geschehens.

Der Arzt hat ihm Medikamente verordnet, die er regelmäßig einnehmen soll. Trotz der Medikamente und der regelmäßigen Einnahme tritt keine Besserung ein. Ganz im Gegenteil, der Zustand verschlechtert sich.

Wegen dieser Symptome beginnt auch die Familie, großen Anteil an ihm zu nehmen: Familie und Freunde bedauern den Patienten. Sie bemühen sich redlich um ihn, der nun krank, ja eventuell sogar schwer krank und leidend ist, der allem Liebgewordenen entsagen muß. Das Bedauern und die Fürsorge von Familie und Freunden gehen sogar so weit, daß sie ihm raten, sich nunmehr von jeglicher Betätigung fernzuhalten. Hilfreich und opferbereit stehen die Familienmitglieder und Freunde dem Patienten zur Seite. Trotz der Hilfsbereitschaft und der guten Wünsche schleichen in ihn, langsam und stetig, Resignation und Verzweiflung ein. Durch die allem Anschein nach langwierige Krankheit gewöhnen sich die Familienmitglieder und Freunde daran, daß der einst lebensfrohe und gesunde Mensch nun krank ist, eventuell sogar unheilbar. Im Laufe der Zeit läßt sogar auch die Hilfsbereitschaft nach, und der Patient, der Kranke, fühlt sich alleingelassen. Für die Familie wird es nun zur Selbstverständlichkeit, daß er krank ist, daß er der Schonung, Nachsicht und der Hilfe bedarf.

Die Freunde, die ihn zuerst täglich besucht haben, kommen nun immer seltener. Auch an ihrem

Leben lassen sie ihn kaum mehr teilhaben. Ab und zu, wenn es sich gerade ergibt, nehmen sie ihren kranken Freund mit zu ihrem wöchentlichen Sport und Spiel. Er kann nur noch Zuschauer und Beobachter sein. Der Kranke erkennt jetzt, daß das Leben ihm andere Wege weist. Der scheinbar Kranke, der mit seinen Sinnen an der Welt und ihren Freuden hing und immer noch hängt, fühlt sich vom Schicksal benachteiligt. Er fällt immer mehr in Resignation, uns ein Gemüt wird immer stumpfer. Er beklagt sich, daß er von heute auf morgen alles aufgeben mußte, was sein Leben lebenswert und inhaltsreich machte. Die Enttäuschung über seine Mitmenschen, die ihm nicht mehr genügend Aufmerksamkeit schenken, führt zu weiterer Resignation, zu Verzweiflung und Apathie.

Die Folge dieser tiefen Resignation, die auf einer falschen Lebenseinstellung und Behandlung beruht, sind Gedanken des Neides. Er beneidet jeden Menschen um seine Gesundheit, sein Glück und seine Freuden.

Aus den Empfindungen und Gedanken des Neides erwächst bald Haß gegenüber seiner Familie und seinen Freunden, die ihn, wie er glaubt, mit seinem Schicksal allein lassen. Eifersucht, innere Not, Verzagtheit und Zerrissenheit zehren an seinem Nervensystem und verschlimmern somit den Zustand seiner Krankheit, die zu Beginn nur eine Unpäßlichkeit war.

Was ist hier geschehen?

Dieser weltzugewandte Mensch hat die Gesetze Gottes kaum beachtet und ihnen kaum Bedeutung geschenkt; er vertraute ganz der Diagnose und Aussage des Arztes. Das hatte zur Folge, daß sich sein Leben von einem zum anderen Tag änderte. Der bislang gesunde Mensch mußte laut ärztlichem Rat sofort die Ernährung umstellen, dem Sport und dem Spiel entsagen und nach genauen Anweisungen seine Medikamente einnehmen. Der auf Hochleistung laufende Motor, der menschliche Körper, der durch Leistungssport und überreiche Ernährung, durch Alkohol und Nikotin überbeansprucht war, wurde infolge der Diagnose des Arztes von einem zum anderen Tag ruhiggestellt. Die sogenannte Krankheit sollte damit zum Stillstand gebracht und geheilt werden. Der Arzt stützte sich allein auf seine Diagnose; er bedachte jedoch nicht die Situation des Betroffenen, insbesondere seine Gedankenwelt, sein bisheriges Leben und das daraus resultierende Prestigedenken. Durch das sofortige Abbrechen aller Gepflogenheiten erlitt der Organismus einen gewaltigen Schock. Die Hochleistungsmaschine Mensch wurde von einer zur anderen Stunde vollkommen abgebremst.

Ein Vergleich:

Eine Hochleistungsmaschine, gleich für welche Zwecke sie von Menschenhand gebaut ist, darf niemals ruckartig auf ihre halbe Leistung gebracht werden. Sie wird allmählich auf geringere Leistung heruntergeschaltet.

Auf ähnliche Weise sollte auch mit dem physischen Leib verfahren werden, der mit einer Hochleistungsmaschine zu vergleichen ist.

Der Körper des Menschen ist ein Energiekörper, denn alles ist Energie. Durch den Schock, eventuell krank, gar leidend zu sein und von einem zum anderen Tag alles lassen zu müssen, was das Leben für den Betroffenen lebenswert gemacht hat, verlor der Mensch das Gleichmaß. Der Motor, der Mensch, wurde ruckartig auf halbe Leistung heruntergeschaltet. Durch den Schock, nun alles lassen zu müssen, gelangte er bis in den Bereich von Gedanken des Neides und Hasses, in eine Phase, in der er an Selbstzerstörung dachte. Dadurch sank seine Körperschwingung immer mehr. Durch diese falsche Denkweise wurde er von Gedankenkomplexen erfaßt, die ihn in seinem negativen Denken noch bestärkten.

Zum besseren Verständnis sei wiederholt:

Alles beruht auf Schwingung. Gleiches zieht immer wieder Gleiches an.

Die haßerfüllte und selbstzerstörerische Denkweise des Patienten verkrampfte sein Nervensystem immer mehr, somit auch die feinen Nerven in den Organen, insbesondere in den schon geschwächten. Die gegensätzlichen Gedanken wirkten sich störend auf den Blutkreislauf und auf das Herz aus.

Weil der Körperrhythmus sehr schnell sank und der gesamte Körper in niederschwingende Zonen abglitt, konnten weder die verschiedenen Naturheilmittel noch die pharmazeutischen Medikamente eine wesentliche Linderung oder gar Heilung bewirken. Der Unterschied zwischen der Schwingung des Patienten und der Schwingung der Heilmittel war zu groß. Sowohl die pharmazeutischen Medikamente als auch die Naturheilmittel wirkten eher zerstörend auf den Körper ein als fördernd und heilend. Die Negativwirkung der Medikamente verstärkte sich und befiel auch andere schwache, anfällige Organe. Der Patient wurde kränker.

Wegen des Fehlverhaltens des Arztes und auch des Patienten wurde die anfängliche Unpäßlichkeit zu einer Krankheit mit den entsprechenden Folgeerscheinungen. Die negativen Empfindungen und Gedanken des Hilfesuchenden, die Angst und Sorge um sein Leben waren mit ausschlaggebend, daß die anfängliche Unpäßlichkeit zur Krankheit wurde. Wegen des Fehlverhaltens im Denken, Reden und Handeln verkrampfte sich das Nervensystem immer mehr und damit auch die feinsten Nerven, welche die Organe durchziehen.

Nervengifte – Nervenfieber. Ein falsches Verhalten kann eine Krankheit nicht nur zum Tod führen, sondern wird von der Seele mitgenommen

Stark verkrampfte Nerven sondern Giftstoffe ab, die, je nach Körperschwingung des einzelnen, entweder anfällige Organe in Mitleidenschaft ziehen oder den gesamten Körper vergiften.

Ich, der Innere Arzt und Heiler, Christus, euer Erlöser, nenne diese Gifte die „Nervengifte“. Sie können den Organismus eines Menschen so stark beeinflussen und schädigen, daß er kaum mehr auf Naturheilmittel oder pharmazeutische Medikamente reagiert.

Durch die Ausscheidung von Nervengiften kann das sogenannte Nervenfieber auftreten, das über das zentrale Nervensystem sämtliche Nerven in Vibration versetzt, so daß der gesamte Organismus angeheizt, das heißt überhitzt wird. Es sind Stauungen und Wärme oder gar Hitze, die das feine Gewebe im Körper schädigen. Diese ungewöhnliche und krankhafte Körperwärme zeigt, daß das Nervensystem sehr stark durch den Druck des Ober- und Unterbewußtseins leidet.

Die äußeren Anzeichen sind, daß schon bei jeder kleineren Erregung Schweißausbrüche auftreten. Dabei scheidet der Betroffene viele Spurenelemente aus, so daß sein Körper letztlich immer schwächer und für weitere Krankheiten anfällig wird. Diese

Merkmale können auch Anzeichen für eine der schwersten Krankheiten sein, die den Menschen auf mannigfache Art und Weise befällt.

Was Ich hier offenbarte und offenbare, gibt Einblicke in die vielseitigen Geschehnisse und Situationen, die sich in der materiellen Welt in jedem Augenblick ereignen. Das Beispiel zeigte: Als Folge einer eventuell geringen Seelenschuld, die sich in der Nacht gelöst hat und beim Erwachen als Unpäßlichkeit im Körper auftrat, kann – durch falsches Denken, durch unüberlegte und falsche Diagnose und Ratschläge – eine Krankheit entstehen, die zum Siechtum oder gar zum physischen Tod führt.

Was durch falsches Verhalten in der Seele zurückblieb oder gar dort verstärkt wurde, nimmt die Seele nach ihrer Entkörperung, nach dem Leibestod, mit in die Seelenreiche. Mit denselben Merkmalen und Eigenschaften kann sie in einer anderen Zeit oder Zeitepoche diese Welt wieder in einem anderen Körper betreten.

O Mensch, erkenne dich und sei auf der Hut! Laß eine Unpäßlichkeit niemals zu einer Krankheit werden, weil du furchtsam auf die Unpäßlichkeit blickst und diese als Krankheit bejahst.

Jeder Mensch hat in jeder Inkarnation diese Chance: in allem Negativen die Kraft der positiven Aspekte zu aktivieren. Nur wer sich selbst erkennt und ändert, kann anderen helfen. Jede Wandlung von Unwissenheit zur Selbsterkenntnis und Erfahrung vollzieht sich schrittweise

Bewahre in allem das Vertrauen und den Glauben an eine übergeordnete Macht!

Bewahre trotz augenblicklicher körperlicher Leiden und Schwierigkeiten einen gesunden Optimismus. Bejahe das Positive in dir! Bejahe die Gesundheit und die Kraft deiner Seele und deines Leibes. Dadurch sprichst du im Negativen das Positive an, das sodann mit der Zeit überwiegt und das noch wirkende Gegensätzliche in Positives umwandelt. Förderst du die positiven Aspekte, die in allem Negativen als Kraft vorhanden sind, dann wird das Positive wirksam und hebt das Negative, das Gegensätzliche, auf.

Dem Menschen stehen beide Möglichkeiten offen: Er kann sich eine Krankheit zusprechen und sie fördern – oder die Heilung anregen und gesund werden. Beide Kräfte sind als Anlagen entweder in der Seele oder im Menschen. Diese Möglichkeiten sind Chancen für jeden Menschen in jeder Inkarnation – bis die Seele wieder zum Geistwesen geworden ist und wieder in der Urheimat lebt, in der absoluter Friede und Harmonie die Grundprinzipien der Liebe sind.

Das Gesetz von Ursache und Wirkung ist sowohl in der Seele als auch im Menschen wirksam. Was der Mensch denkt und wie er lebt, das vollzieht sich in der Wirkung.

Wer in seinem Leben keine Selbstkontrolle geübt hat und übt, der erkennt sich auch nicht. Wer sich selbst nicht kennt, kennt auch seinen Nächsten nicht. Er ist daher auch nicht fähig, sein Leben zu ändern.

Wer ein positives Leben anstrebt, wer das Gute bejaht, seine Sinne verfeinert, der kennt auch seinen Körper und kann ihn auch entsprechend lenken.

Der Nachahmer nimmt alles an, was ihm gesagt und angeraten wird. Für ihn ist alles Realität, was sein Nächster sagt und was ihm für seinen Körper empfohlen wird.

Wenn ein Arzt oder Psychologe sich selbst nicht erkennt, dann wird er auch den Patienten und den Hilfesuchenden nicht erkennen. Er schaut nur auf den Schein, auf das Äußere, und erfaßt nicht die Ursache, das, was tatsächlich vorliegt. Er wird so lange im Dunklen suchen, bis er sich selbst erforscht hat und es in ihm heller und klarer wird.

Um ein bewußtes Leben zu führen, um dem Nächsten wahrhaft helfen zu können, muß derjenige, der Hilfe leisten möchte, zuerst sich selbst erforschen und sein Leben ändern, hin zum Geistigen. Erst dann ist es ihm möglich, seinen Nächsten zu erkennen und ihm in rechter Weise zu helfen.

Die Wandlung von Unwissenheit zur Selbsterkenntnis und Selbsterfahrung vollzieht sich nicht von einem zum anderen Augenblick, sondern schrittweise – je nach dem Maße, in dem sich der einzelne unter die Selbstkontrolle und Verwirklichung begibt. Sie führt zu einer völligen Veränderung, bis hin zum rein Geistigen.

Wer sich selbst erkennt, der wandelt sich; sein Leben wird allmählich positiv und bewußt.

Wie der Mensch denkt, so ist er. Und so, wie er denkt und lebt, so reagiert er.

Mit seinem Gedankengut, das sein Leben ist, nimmt er Einfluß auf seinen gesamten Organismus, auf jedes Organ und auf jede Zelle seines Körpers.

Hat der Mensch auf seine Gedanken und auf seine Lebensweise bisher nicht geachtet, und beginnt er heute, positiv zu denken, dann kann er nicht erwarten, daß sich sein Organismus, die Zellen, Organe, Muskeln, Drüsen und Hormone, von einem auf den anderen Tag umstellen und sofort positiv reagieren. Es bedarf der allmählichen Umstellung. Dem nach außen gekehrten Menschen ist es nicht möglich, von heute auf morgen seine Empfindungs-, Denk- und Lebensweise nur positiv und selbstlos zu gestalten.

Alles Wachstum unterliegt Schwankungen; das erfährt auch der Mensch, der sich vom menschlichen Denken abkehrt, um gesetzmäßig, das heißt geistig, zu denken und zu leben.

Daher wäre es ebenso falsch, den Organismus von heute auf morgen auf Diät umzustellen. Die

Zellverbände würden resignieren, da sie einen anderen Lebensrhythmus und eine andere Ernährungsweise gewohnt sind. Dieses falsche Verhalten würde sich im Menschen gegensätzlich auswirken, z.B. durch Müdigkeit, Ermattung, Lustlosigkeit, Depressionen und nicht zuletzt durch Aggressionen. Diese Auswirkungen würden sich in vielen Fällen auch gegen die Mitmenschen richten, die dem Patienten durch den Rat, die Ernährung von einem zum anderen Tag umzustellen, eventuell eine Bürde auferlegt haben.

Die Unzufriedenheit der Betroffenen wirkt sich nicht nur in der Familie, sondern auch unter Freunden und Bekannten aus. Menschen, denen von heute auf morgen alles entzogen wird, werden nachtragend und zu Tyrannen. Was sich im Menschen auflehnt, sind die Zellverbände, das Ober- und Unterbewußtsein der Zellen, die das lange Gewohnte fordern. Deshalb sollte der Organismus langsam umgestellt werden, ohne Fanatismus.

Die Therapie in den Christuskliniken des Universellen Lebens: Behutsames Umstellen des Organismus – Der Patient lernt, auf die Reaktionen seines Körpers zu achten – Der Patient soll gedanklich die Therapie unterstützen und bereit sein für entsprechende Konsequenzen

Allen Schwierigkeiten, Problemen und Krankheiten liegt Seelisches zugrunde. Daher wird in den Christuskliniken des Universellen Lebens größter Wert auf das Seelische gelegt. Jede Krankheit hat eine seelische Ursache.

Der Patient erhält eine Lebensschulung durch Christusfreunde, die Ich durch Mein Instrument ausbilde und in alle Details der ewigen Gesetze einweise.

In den Christuskliniken, den Häusern zur Gesundheit, begegnen sich Arzt und Patient als Geschwister. Arzt und Patient bemühen sich gemeinsam, die Ursache einer Krankheit zu finden, die stets im seelischen Bereich liegt. Die Quelle sämtlicher Unpäßlichkeiten, Krankheiten, Sorgen und Schicksalsschläge liegt, wie offenbart, im Seelischen.

Dem Heilungsuchenden wird deshalb u.a. geraten, mehr auf die Reaktionen des Körpers zu achten. Der Körper, der Organismus, fordert über die Sinnesorgane des Menschen, was er möchte oder benötigt. In der rechten Lebensschule zur Gesundheit werden die Forderungen und Wünsche der Zellverbände und des Körpers nur teilweise erfüllt. Das heißt, was der Zellverband wünscht und was nicht gesetzmäßig ist, wird langsam reduziert. Das ist ein langsames Umgewöhnen vom menschlichen Althergebrachten und Gewohnten zum gesetzmäßigen Leben.

In den Christuskliniken, in den Häusern der Gesundheit, wird sehr auf die Reaktionen der Zellen und Organe geachtet.

Die Zellen und Organe machen sich über die Sinnesorgane bemerkbar. Sie teilen dem wachen Menschen mit, woran es ihnen mangelt.

Der Organismus also offenbart über die Sinne, was er z.B. an Aufbaustoffen benötigt, um die Voraussetzung zu einer Heilung von innen zu schaffen. Deshalb sollte die Heilmethode heißen „Heilung durch den Geist, Gott".

Der Körper bereitet sich selbst zur Heilung durch den Geist vor, wenn der Mensch die Signale seines Organismus beachtet.

Sind Geist, Seele und Körper weitgehend in Übereinstimmung, dann erfolgt die Heilung durch den Geist, Gott.

Reduziert der Mensch die Genußmittel – die oftmals den Körper vergiften, weil sie die Nerven verkrampfen, so daß diese Nervengifte ausscheiden – und bemüht er sich, positiv, also göttlich zu denken, dann wird er die Signale des Körpers nicht überhören. Er wird dann seinem Organismus das zuführen, was dieser benötigt, um sich für die Heilung durch den Geist vorzubereiten.

Die Ärzte, die Ich auch die „Gesundheitsapostel“ nenne, bemühen sich, bei dem Heilungsuchenden zuerst den Körper zu entgiften, bevor sie die entsprechenden Naturheilmittel verordnen. Denn ein verkrampftes Nervensystem und ein von Nervengiften übersäuerter und vergifteter Körper kann die Naturheilmittel kaum aufnehmen und umsetzen. Sie verlassen in diesen Fällen ohne eine positive Wirkung wieder den Organismus.

Die Ärzte im Universellen Leben nehmen also die Umstellung des Organismus, die Entsäuerung und Entgiftung, langsam vor. Sie bemühen sich, die Zellverbände so zu behandeln und anzuregen, daß sie entsprechende Signale geben – damit der Patient selbst in Erfahrung bringt, was für ihn gut oder weniger gut ist.

Erst wenn der Körper reagiert, sind die Zellverbände und Organe so weit bereit, daß sie von sich aus bei der Heilung mitarbeiten. Dann erst schätzt der Organismus die richtige und gesunde Ernährung und weiß sie auch so zu verwerten, daß die kranken Organe die entsprechenden Substanzen daraus aufnehmen können. Das gleiche gilt für die Heilmittel. Ein aktiver Organismus verwertet die Nahrung und auch die Heilmittel in rechter Weise.

Es gibt über die Vorbereitung des Körpers zur geistigen Heilung eine umfangreiche Therapie, die Ich, der Geist Christi, in dieser Offenbarung nur allgemein darlege. Die Christusärzte werden von Mir in allen Details hinsichtlich des geistigen Heilens unterwiesen, um allen Menschen zu dienen, die bereit sind, die Therapie selbst zu unterstützen, indem sie gedanklich mitmachen und die Ansprechung der Zellen und Organe – mit der Bejahung, gesund zu werden – unterstützen.

Jeder lebende Organismus offenbart sich auf die Weise, in der er programmiert ist. Ist das Programm falsch, das ihm eingegeben wurde, so muß es langsam und auch behutsam auf positive Programmierung umgestellt werden. Das heißt, der Mensch muß ein positives Leben bejahen und auch führen.

Diese scheinbar neue und tiefe Heilmethode für die Menschen der neuen Zeit kommt aus der ewigen Wahrheit – die nur verschüttet wurde vom Intellekt und eitlen Wahn.

Harmonie bewirkt Gesundheit. Weiteres über Nervengifte

Erkennet: Die Nerven sind wichtige Bausteine des menschlichen Körpers. Wird den Nerven gleich zu Beginn der Behandlung mehr Beachtung geschenkt, dann erhält der Organismus den ersten Anstoß zur positiven Mitarbeit. Der Mensch entspannt sich und ist bereit, sein bisheriges Milieu, das ihn geprägt hat, positiv umzugestalten und die entsprechenden Konsequenzen zu ziehen.

Das Nervensystem wird hauptsächlich durch falsches Denken, aber auch durch falsche Ernährung belastet. Große Nahrungsmengen belasten ebenfalls das Nervensystem. Es verkrampft sich und sondert mit der Zeit Gifte ab, die den gesamten Organismus vergiften, sofern sie nicht rechtzeitig erkannt werden und der Körper entgiftet und entsäuert wird.

Nervengifte bewirken auch Lähmungen. Bleiben die Nerven über längere Zeit verkrampft und lebt der Mensch ungesund, nimmt er viel Fleisch, Fisch, Nikotin, Alkohol und dergleichen zu sich, dann können Lähmungserscheinungen unterschiedlicher Intensität auftreten.

Auch Verkalkung, Ablagerungen in den Blutgefäßen, kann durch ständige Verkrampfungen der Nerven hervorgerufen werden – die zusätzlich noch Nervengifte absondern.

Nervengifte können sich auch auf die eingenommenen Medikamente und Naturheilmittel gegensätzlich auswirken: Sie verändern die Eigenschaften der pflanzlichen und pharmazeutischen Stoffe und können so zu Nebenwirkungen führen.

Der Mensch spricht auch von den sogenannten „Seelengiften". Er setzt dabei allerdings das Seelische mit dem Nervensystem gleich. Die Seele, der dem Menschen innewohnende belastete Geistleib, sendet keine Gifte aus. In der Seele werden jedoch die vom Menschen geschaffenen Ursachen gespeichert und gelangen im Körper zur Wirkung.

Um gesund zu werden und zu bleiben, sollte der Mensch die Harmonie an und in sich und in seiner unmittelbaren Umgebung anstreben. Harmonie bewirkt Gesundheit.

Richtig helfen, ohne selbst Schaden zu nehmen oderr den anderen zu zwingen. Der Mensch ist der Schmied seines Schicksals

Der Mensch sollte auch mit seinen Kräften haushalten. Zum Beispiel kosten falsches Denken, Reden, Handeln und zu vieles Sprechen, vor allem unwesentliches Reden, den Organismus mehr Kraft als mehrere Stunden konzentriert durchgeführte Schwerarbeit.

Wer die Sorgen und Probleme seines Nächsten zu seinen eigenen macht, indem er über dessen Verhalten nachsinnt, mit ihm darüber stundenlange Gespräche führt, sich eventuell gar ärgert, weil die alten Schwierigkeiten und Probleme immer wieder neu aufgefrischt werden, der öffnet die eigene Pforte für die Problemschwingungen seines Nächsten und macht diese zu seinen eigenen. Er öffnet sich durch den Mißmut über seinen Nächsten, weil dieser immer wieder über dieselben Sorgen und Probleme spricht.

Die Ursachen, weshalb Menschen immer wieder über ihre Sorgen und Probleme sprechen, können mannigfaltig sein. Der eine z.B. möchte sich damit wichtig machen, der andere möchte bemitleidet werden.

Es ist nicht gesetzmäßig, daß der Zuhörer immer wieder ein und dasselbe Problem anhört und mit dem Problembeladenen darüber spricht. Dem Zuhörenden werden Kräfte entzogen, Wiederholungen zehren am Nervensystem des Zuhörers, dadurch kann bei einem Zuhörer, der geschwächt ist, eine Unpäßlichkeit oder gar eine Krankheit ausgelöst werden.

Solche Umstände können also dazu führen, daß der, der helfen wollte und immer wieder die gleichen Probleme anhört, selbst in die Lage kommt, daß sich sein Nervensystem verkrampft und Gifte ausscheidet, die sodann seinen Organismus befallen und eine Krankheit auslösen können.

Jedem Menschen ist geboten, seinem Nächsten zu helfen und zu dienen, soweit es ihm möglich ist – auf Grund seines geistigen Wachstums und seiner äußeren Möglichkeiten.

Es ist jedoch kein geistiges Gebot, daß ein Mensch die Schwierigkeiten und Probleme seiner Mitmenschen immer wieder aufs neue anhört. Wer immer wieder über die gleichen Sorgen und Probleme spricht, der möchte sie gar nicht anpacken, um sie zu überwinden, sondern möchte sich damit brüsten, aufwerten oder Mitleid erheischen.

Wer selbstlos dient, der ist geschützt vor jeglicher Anfechtung. Ihm ist jedoch ebenfalls geboten, mit seinen Seelen- und Körperkräften hauszuhalten.

Wer jedoch aus Ehrgeiz dient, um Lob und Anerkennung zu erhalten, und damit seine Seelen- und Körperkräfte mißbraucht, der wird darunter leiden.

Wer die Sorgen und Probleme seines Nächsten immer wieder anhört, sich darüber ärgert und erregt und den Betreffenden nicht darauf hinweist, das Vergangene und Gegensätzliche zu lassen oder zu bereinigen, der infiziert sich selbst mit den Schwingungen des Problembeladenen.

Das Gesetz lautet weiter: Hilf deinem Nächsten nach bestem Wissen und Gewissen, in Wort und Tat, doch dränge ihm deine Hilfe nicht auf und zwinge ihn nicht, das anzunehmen, wovon du glaubst, daß es für ihn richtig sei.

Ist dein Nächster nicht gewillt, deinen guten Rat zu befolgen und deine Hilfe anzunehmen, will er sich nur wichtig machen, dann lasse ihn, doch verstoße ihn nicht. Hast du ihn über seine Situation nach den Gesetzen des Lebens aufgeklärt und er will eine gesetzmäßige Aufklärung und Hilfe nicht annehmen, dann schweige und bete um so mehr für ihn.

Jedem, der in der Verwirklichung der ewigen Gesetze lebt, ist geboten, seinen Nächsten über das Gesetz von Ursache und Wirkung aufzuklären, daß er alles, was menschlich ist, was ihn bewegt – Sorgen, Leid, Probleme, Unpäßlichkeiten und Krankheiten –, dem ewigen Geist, dem Inneren Arzt und Heiler, übergeben und es auch dort belassen soll.

Der Wissende soll den hilfesuchenden Gesprächspartner auch über die Vergebung und die Bitte um Vergebung aufklären, damit dieser auch auf diese Weise zur Selbsterkenntnis geführt wird.

Jeder Seele und auch jedem Menschen ist vom Allerhöchsten der freie Wille als Erbe gegeben. Deshalb zwinge deinen Nächsten nicht, deinen Willen zu tun. Jeder Mensch soll erkennen, daß seine eigenen Denk- und Handlungsweisen die Beweger seines Lebens sind.

Erkennet: Des Menschen Heute ist sein Morgen.

Das heißt, was er heute an Gutem, weniger Gutem, ja an Gesetzwidrigem vollbringt, das prägt seine Zukunft: sein weiteres Erdenleben oder auch sein Leben als Seele in den Stätten der Reinigung.

Jede Minute ist kostbar für den Menschen. Deshalb, o Mensch, nütze jeden Augenblick, jede Minute!

Die Seele ist im Erdenkleid, um zu lernen, gesetzmäßig zu leben. Wer nicht gesetzmäßig lebt, das heißt, wer sein Denken, Sinnen und Trachten nicht veredelt, der lernt auch nicht, göttlich zu denken, zu sprechen und zu handeln, dessen Leben ist ein bloßes Vegetieren. Er vergeudet die Zeit und die Kräfte dieses Daseins.

Jeder Mensch ist der Schmied seines Schicksals. Der Amboß sind die Entsprechungen in Seele und Mensch: die Gefühle, die Neigungen, die Wünsche und das Wollen.

Auf den Amboß, auf die Entsprechungen, können weitere Neigungen, Triebe, Empfindungen, Gedanken, Worte und Werke gelegt werden – entsprechend dem Denken, Reden und Handeln des Menschen. Jeder Mensch ist also der Schmied seines Schicksals und der Gestalter seines Lebens.

Wer mit der Welt lebt, der unterliegt auch der Willkür dieser Welt. Er ist ein Spielball seiner eigenen Gedanke und Wünsche und auch der Gedanken und Wünsche seiner Mitmenschen.

Der Mensch wird so lange die von ihm selbst geschaffenen Sümpfe durchwaten müssen, bis er zur Erkenntnis und Verwirklichung gelangt und dadurch zu höherer Geistigkeit erwacht.

Der Unterschied zwischen Erlöser und Tröster

Wer in Mir, der Allmacht, lebt, der wird Trost, Heil und Erlösung empfangen, denn Ich Bin nicht nur der Erlöser aller Seelen und Menschen, sondern auch der Tröster in Leid, Schmerz und Not. Tröster und Erlöser sind zwei Kräfte in der einen Kraft, in Mir, der Christuskraft.

Die Teilkraft der Urkraft ist die Kraft der Erlösung. Ihr entströmt auch die tröstende Kraft, die der leidenden Seele und dem geknechteten Menschen Trost und Hilfe spendet.

Die erlösende Kraft befreit den willigen, Mir zugewandten Menschen von Bindungen an Anschauungen, Vorstellungen, Philosophien und Formen. Sie hebt die erwachte und sich nach Gott sehnende Seele zur Urkraft empor und führt sie allmählich in den Schoß Gottes zurück.

Die tröstende Kraft empfängt die noch schwache und gebundene Seele und der Mensch, der – trotz geistiger Ermahnung und geistiger Aufklärung – nicht erwacht und keine Sehnsucht nach Gott verspürt. Es sind Seelen und Menschen, die infolge ihrer Belastung noch zu schwach sind, die Wahrheit zu erkennen und zu verstehen, um den ersten Schritt hin zu Mir zu tun.

Die tröstende Kraft spendet der geschwächten Seele, dem kranken, leidtragenden und schicksalsbeladenen Menschen Trost und Hilfe. Sie spendet Kraft, um das Schicksal zu tragen. Sie bewirkt in Seele und Mensch eine Erleichterung und Aufhellung des Gemüts. Sie läßt die geknechtete Seele und den leidenden Menschen immer wieder neue Hoffnung schöpfen.

Die herrliche göttliche Liebe des Vaters wirkt mannigfaltig durch Mich, Seinen Sohn, der Ich die Barmherzigkeit Gottes als Jesus von Nazareth verkörperte.

Die tröstende Kraft wirkt auch in allen Seelen und Menschen, die unter der Auswirkung einer schweren Seelenschuld zu leiden haben, die noch nicht umgewandelt werden kann, weil sie der Seele zur geistigen Entwicklung und Reife dient.

Die Kraft des Trösters wird auch den Seelen zuteil, die in diesem oder auch in weiteren Erdenleben immer wieder auf ein und dieselbe Bewußtseinsstufe zurückkehren, um eine schwere Belastung abzutragen. Es sind die Seelen im Erdenkleid, die in mehreren Inkarnationen an ein und derselben Seelenschuld abtragen, welche sie sich in einer ihrer Vorexistenzen auferlegt haben.

Eine schwere Seelenschuld kann, je nach Intensität, mitunter in einem Erdenleben nicht abgegolten werden, weil hierfür die physischen Kräfte nicht ausreichen würden. Das heißt, der Mensch könnte die Belastung nicht auf einmal tragen.

Würde die tröstende und heilende Kraft, die in der Erlöserkraft enthalten ist, den noch schwachen Seelen und Menschen nicht Hilfe sein, so würden viele an ihrem Schicksal zerbrechen.

Gott ist Liebe. Allen Menschen und Seelen wird die Liebe zuteil – entsprechend ihrer geistigen Entwicklung und Reife.

Der Teilstrom aus der Erlöserkraft, die Kraft des Trostes und der Heilung, regt noch nicht unmittelbar die Evolution in Seele und Mensch an, sondern er stützt, tröstet, hilft und heilt, damit die schwache Seele und der leidende Mensch Kräftigung empfangen, um dann den Evolutionsweg beschreiten zu können.

Lösen sich die Fesseln der großen seelischen Belastung und beginnt in Seele und Mensch das geistige Leben zu keimen, dann setzt verstärkt die erlösende und anhebende Kraft ein, um Seele und Mensch zu höherer Geistigkeit zu führen.

Eine große Seelenbelastung kann sich auch in mehreren Erdenleben angesammelt haben, in denen der Mensch immer wieder ein und dieselben Fehler begangen hat. Sie muß unter Umständen in einigen Inkarnationen in Teilen abgetragen werden. Seelen und Menschen, die noch unter diesen Wirkungen stehen, werden während dieser Zeit keine großen Fortschritte auf dem Evolutionsweg machen.

Belastungen der Seele und des Menschen können von Mir, dem Christusgeist, nur dann umgewandelt und aufgehoben werden, wenn Seele und Mensch durch Selbsterfahrung und Selbsterkenntnis bereit sind, zu bereuen und zu vergeben und durch die Verwirklichung der heiligen Gesetze geistig zu wachsen und zu reifen.

Erst wenn die alten, immer wieder neu begangenen, gleichen und ähnlichen Fehler, Schwächen und Sünden nicht mehr begangen werden, beschreiten Seele und Mensch den Weg der geistigen Evolution.

Da viele Menschen halsstarrig und unnachgiebig sind, tragen sie schwer an ihren selbstauferlegten Bürden.

Der Tröster, der Heilige Geist, ist auch der Erlöser, der Christusgeist, der auf vielerlei Art und Weise wirkt, um Seelen und Menschen beizustehen, ihnen zu helfen und sie heimzuführen.

Ich Bin in Gott, Meinem Vater, diese Kraft, die tröstet, die hilft, die heilt und die erlöst.

Ich Bin.

Hinweise aus der göttlichen Liebe und Weisheit für Menschen des Geistes

In allem, was ist, was lebt, ist der Geist.

Der ewige Geist, das absolute Leben, ist auch der Tröster, Heiler und Erlöser jeder Seele und jedes Menschen.

Das göttliche Leben wirkt in dem Menschen mittelbar, der noch an das Rad der Wiedergeburt gebunden ist durch die noch nicht getilgten Seelenbelastungen.

Der ewige Geist ist Harmonie.

Die Harmonie drückt sich in Farben, Formen, Klängen, Düften, Bewegungen und in Worten aus. Je mehr Seele und Mensch in Einklang mit Gott leben, um so feiner ist die Strahlung der Seele und des Leibes. Das Leben eines solchen Menschen äußert sich sodann in der Ausgewogenheit seines Gemüts, in harmonischen Farben und Formen seiner Kleidung, in zarten, unaufdringlichen Duftnuancen, die er wählt, in seinen grazilen, ästhetischen Bewegungen und auch in seiner geistigen, selbstlos verbindenden Sprache. Dieser Mensch ist sodann in Harmonie.

Das Schwingungsfeld der Seele und des Menschen setzt sich aus Empfindungen, Gedanken, Worten und Werken zusammen, die sich die Seele im Laufe ihrer Einverleibungen, ihrer Erdenwanderungen, auferlegt, das heißt angeeignet hat.

Bis in Seele und Mensch alle Schatten getilgt sind, erlebt der Wanderer zum Absoluten Höhen und Tiefen, Freud und Leid, geistige Dunkelheit und Erleuchtung.

Die Wechselwirkungen im Leben eines Menschen, die großen Schwankungen zwischen Freud und Leid, zwischen Depressionen und Hoffnung, deuten darauf hin, daß der Mensch noch unter dem Einfluß der Gestirne und unter dem Einfluß seiner

Umwelt steht. Je mehr sich diese Schwankungen, die Höhen und Tiefen, in ihrer Intensität und Häufigkeit verringern, um so freier und lichter werden Seele und Mensch.

Der Mensch muß seine Gedanken, Regungen und Neigungen veredeln und seine Sinne verfeinern, um geistig zu wachsen und zu reifen. Ohne Selbstkontrolle vegetieren Seele und Mensch dahin. Sie lassen die kostbare Zeit verstreichen, indem sie, ohne Beachtung der ewigen Gesetze, blind im Schatten ihres Ichs leben.

Der freie Wille aus Gott bedeutet: Ich, dein Erlöser, Diener und Helfer, kann dir nur beistehen und dein Übel von dir nehmen, wenn du dich Mir zuwendest. Bloße Lippengebete genügen nicht, sondern ausschließlich das Herzensgebet und die Umkehr im Denken, Leben und Handeln vom Menschlichen zum Geistigen. Ohne eigene Anstrengung gibt es keine Verwirklichung und Erfüllung der heiligen Gesetze und keinen Weg zum Reich des Inneren.

Zum besseren Verständnis sei wiederholt: Was in den Menschen Einlaß findet, was ihn erregt, das entspricht seinem Wesen, das ist er selbst.

Wer sein Leben jedoch vergeistigen und aus dem Schwingungsfeld gegensätzlicher Einflüsse herausfinden möchte – aus dem Magnetfeld menschlichen Denkens, Fühlens und Wollens –, um an Seele und Leib Kräftigung, Heilung und Erlösung zu erlangen, der sollte folgendes beachten:

Jeder unnütze, grüblerische, ziellose Gedanke, jedes unnütze Wort sind vergeudete Kraft.

Wer sein Leben, sein Denken und Handeln nicht unter Kontrolle hat, der erweitert und verstärkt sein gegensätzliches Schwingungsfeld und gelangt unter Umständen – je nachdem, in welchen Denkbahnen sein Leben verläuft – in noch tiefere Schwingungsbereiche. Dort vermehrt er seine seelischen Belastungen, bis dieses Schwingungsfeld wirksam wird und als Krankheit oder Schicksal über den Menschen hereinbricht.

Beginnt sich die Seele aus dem Wiedergeburtsrad zu lösen, und hat der Mensch durch sein auf Gott und die ewigen Gesetze ausgerichtetes Leben und kraft Meiner Gnade alle seelischen Belastungen weitgehend getilgt, dann ist er frei, harmonisch und seelisch ausgewogen. Solche Menschen stehen ihren Nächsten und den Dingen und Geschehnissen positiv gegenüber. Sie wissen sich im Schoße der Gottheit geborgen.

Menschen des Geistes kennen das Gesetz von Ursache und Wirkung: In vielen Fällen mußten sie – auf Grund ihres falschen Denkens und Handelns – vieles durchleiden und sind dadurch zu der Erkenntnis gelangt: Was der Mensch sät, wird er ernten.

Aufgrund der selbst erfahrenen Lektionen, durch Saat und Ernte, sind sie weise geworden. Sie sind keine Nachahmer mehr. Wohl wägen sie ab, was falsch und wahr ist. Wohl hören sie die Argumente, Einwände und Ratschläge ihrer Mitmenschen an und wissen sie entsprechend einzuordnen, doch sie infizieren sich damit nicht. Sie erregen sich nicht und erwidern nicht mit gegensätzlichen Argumenten und zynischen Äußerungen, sondern geben eine Antwort, die aus dem ewigen Gesetz ist.

Menschen des Geistes gehen auf menschliche Äußerungen, auf Zynismus und dergleichen nur dann ein, wenn es um die Richtigstellung einer Sachlage geht – doch verteidigen werden sie sich nicht. Sie geben jedoch treffende Einwände, die den Nächsten zum Nachdenken anregen sollen, ohne ihn zu verletzen.

Menschen des Geistes haben ein sehr feines Einfühlungsvermögen, weil sie nicht mehr an sich selbst denken, weil sie frei von niederen Gedanken und Wünschen sind.

Die Freiheit und Einheit mit dem Göttlichen ermöglicht es ihnen, die Dinge und Geschehnisse so zu sehen, wie sie sind, und nicht, wie sie scheinen. Der Schein trügt – nicht das Sein.

Sie schöpfen aus ihrem erschlossenen Geistbewußtsein und werden daher ihrem Nächsten nur so weit mit Rat und Tat zur Seite stehen, wie dieser es verstehen und in rechter Weise anzunehmen vermag. Sie finden für jeden das rechte Maß. Sie sprechen nur, was notwendig und gesetzmäßig ist. Sie gehen nicht über das Fassungsvermögen ihres Nächsten hinaus.

Der geistige Mensch wird die gutgemeinten Ratschläge seiner Mitmenschen nur dann befolgen, wenn diese gesetzmäßig sind. Er will seine Mitmenschen nicht eines Besseren belehren. Er dankt für den gutgemeinten Rat, denkt jedoch nicht weiter darüber nach, wenn er kraft seiner geistigen Entwicklung erkannt hat, daß der Ratschlag nicht dem ewigen Gesetz entspricht.

Auch mit anderen Menschen sollte er über die Ratschläge, die er von einem Mitmenschen erhalten hat, nicht sprechen. Denn was sein Nächster ihm anvertraut oder übermittelt, betrifft nur Gott und Sein Kind, keinen Dritten oder Vierten – es sei denn, es ist notwendig, um zur Klärung einer Angelegenheit beizutragen.

Über die Furcht und die Vergebung

Diese von Mir, dem Geist Christi, gegebenen kleinen und größeren Anmerkungen, Anweisungen und Hinweise sind Gesetzmäßigkeiten aus der göttlichen Liebe und Weisheit. Wer sie beachtet und danach lebt, findet den Schlüssel zum Tor des Lebens, der Ich Bin.

Derjenige, dessen Denken und Handeln gesetzmäßig ist, der wird zum Energieträger göttlichen Lebens.

Solange sich der Mensch über belanglose Dinge noch Gedanken macht, darüber ausführlich spricht und sich gar ärgert, bewegt er in seinem Inneren nur die eigenen Entsprechungen, sein Ich. Das sind Kennzeichen für die mittelbare Führung Gottes.

Menschen, die mit sich selbst beschäftigt sind, die viel über sich selbst sprechen und über ihre Belange nachdenken, stehen noch im Kausalgesetz. Sie werden von dem ewigen Gesetz mittelbar geführt, über die Strahlung der Gestirne. Worüber sich der Mensch erregt, Gleiches oder Ähnliches liegt immer in ihm selbst vor.

Das Niedere besitzt aus sich keine Kraft, es sei denn, der Mensch verleiht ihm Energie durch sein falsches Denken und Handeln, denn Gedanken, Worte und Handlungen sind Energien.

Viele Menschen fürchten sich vor Krankheiten und Schicksalsschlägen. Die Furcht ist, wie jeder Gedanke, jedes Wort und jede Handlung, eine magnetische Kraft. Der Mensch zieht das an, wovor er sich fürchtet und was er in Gedanken und Worten bewegt.

Die Furcht und jeder Gedanke, jedes Wort und jede Handlung haben eine Ursache.

Eine Ursache der Furcht z.B. kann das Verschleiern von Dingen und Geschehnissen sein: Der Nächste soll nicht erfahren, was in dem, der sich fürchtet, vor sich geht. Wer sich fürchtet, will etwas halten oder verbergen.

Furcht beruht eventuell auch auf vergangenen Fehlschlägen, Schicksalsschlägen, Sorgen, Leiden, Enttäuschungen und Zerwürfnissen, die der Furchtsame noch nicht überwunden oder die er seinem Nächsten noch nicht vergeben hat. Der Furchtsame hat Angst, Gleiches und Ähnliches könnte noch einmal auf ihn zukommen.

Furcht kann auch den Seelenhüllen entströmen, in denen noch Ungesühntes liegt. Der Furchtsame sollte das nicht mit den Worten abtun, es könnte aus früheren Leben herrühren. Denn: Das Leben des einzelnen ist ein Ganzes. Es gibt keine Trennung zwischen Hier und Dort, zwischen der noch belasteten Vergangenheit und der Gegenwart. Die Vergangenheit berührt die Gegenwart, sofern es noch Ungesühntes gibt.

Die Furcht als solche kann auch ein Zeichen dafür sein, daß die Vergangenheit, das Ungesühnte, empordämmert und jetzt bereinigt werden soll.

Furcht ist nichts anders als ein Gedankenkomplex, in dem sich unter Umständen Neid, Habgier, Haß und Eifersucht ausdrücken. Diese noch ungesühnten Gedanken, Worte und Werke, die eventuell in vergangenen Leben geschahen, berühren jetzt Seele und Mensch in dieser Daseinsform. Sie wollen den Menschen darauf aufmerksam machen, Anstehendes zu bereinigen.

Furchtsamkeit, Äußerungen des Gewissens oder gegensätzliche Gedanken können oftmals Mahner sein. Sie regen den Menschen an, Erkanntes zu vergeben. Wer diese Mahner erkennt und annimmt, wer das Erkannte bereinigt, der wandelt auf dem Weg zu Gott und wird vieles nicht mehr ertragen oder erdulden müssen.

Die Bitte um Vergebung an den Nächsten oder an die Seele sollte über Mich, den Christus, den Erlöser aller Menschen und Seelen, erfolgen. Dadurch ist dem Bittenden zugleich Schutz gewährt: ihn können Seelen, die eventuell um Vergebung angesprochen werden, nicht berühren, denn der um Vergebung bittende Mensch steht unter dem geistigen Schutz.

Auch der Schutzgeist kann den Menschen berühren und als Mahner erscheinen, wenn der Mensch falsch denkt und spricht oder Weisungen gibt und Handlungen durchführt, die nicht gesetzmäßig sind. Wer wachen Sinnes ist, reagiert sofort.

Nicht immer weiß der Mensch, wofür er um Vergebung bitten soll oder wofür er vergeben soll. Es sind Impulse, die in seine Empfindungswelt eindringen, ihn berühren, so daß er plötzlich empfindet: „Ich müßte um Vergebung bitten oder vergeben; ich weiß aber nicht, wen und weshalb ich um Vergebung bitten, gar vergeben soll". Der wache Mensch wird es durch Mich, den Christus, vollziehen und so zur inneren Freiheit und Ruhe finden.

Wer um diese Gesetzmäßigkeiten weiß, wird die Anzeichen erkennen, die sich in seiner Empfindungswelt bemerkbar machen. Einerlei, ob er den Betreffenden kennt oder nicht kennt, dem er eventuell Unrecht getan hat oder von dem ihm Unrecht geschah – er fragt nicht, ob es Seelen oder Menschen sind, die in diesem oder in früheren Leben mit ihm zusammengelebt haben und von ihm verletzt, mißhandelt oder beschimpft wurden oder die ihn beschimpft oder mißhandelt haben. Wer spürt, er müsse um Vergebung bitten oder er müsse vergeben, sollte keinen Unterschied machen, ob er den Betreffenden kennt oder nicht kennt. Er soll durch Mich, den Christus, in das All die innere Bitte um Vergebung strömen lassen oder durch Mich vergeben.

Ich Bin der Weg, die Wahrheit und das Leben. Wer die Bitte um Vergebung oder wer sein Vergeben über Mich, den Christus, zum Ausdruck bringt, der kann sicher sein, daß es zur rechten Zeit und Stunde ankommt und alles löst, was gebunden ist.

Bitte von ganzem Herzen deinen Nächsten um Vergebung, und vergib auch du! Denn niemals ist eine Schuld oder Ursache einseitig. Hat dein Nächster dir Unrecht getan, dann vergib, und frage nicht, ob auch der Nächste dir schon vergeben hat, der an der Ursache mitbeteiligt ist. Auf diese Weise reinigt sich die Seele und kann mehr Licht und Geistigkeit empfangen. Dadurch werden Seele und Mensch gütig, liebe- und verständnisvoll.

Was also von außen oder von innen auf den Menschen einwirkt und im Menschen Unruhe und Aggressivität bewirkt, das ist ein Wesenszug menschlichen Ichs; denn Gleiches bewegt immer wieder Gleiches.

Die Karenzzeit

Gottes Liebe strömt mannigfaltig in diese Welt, so auch die erhöhte Gnadenzeit für Seine Kinder. Sie wird auch Karenzzeit genannt.

Die Karenzzeit wird dem Menschen zuteil, der ein gottgewolltes Leben anstreben möchte, der sich immer wieder aufs neue bemüht, die ewigen Gesetze zu verwirklichen. Die erhöhte Gnadenzeit unterstützt die ersten kleineren und größeren Schritte der Seele und des Menschen auf dem Weg zur Vollendung.

Die Karenzzeit ist jedoch auf eine bestimmte Zeit begrenzt. Sie wirkt und bietet dem Menschen so lange Schutz, bis er durch Erkenntnis und Verwirklichung die ersten festen Schritte auf dem Weg zu Gott, dem Leben, vollzogen hat. Ist der Schützling – durch Verwirklichung – weitgehend auf das Ziel, göttlich zu denken und zu leben, ausgerichtet, dann geht die Karenzzeit, die erhöhte Gnadenzeit, allmählich zurück. Der Wanderer zum Ziel, zu Gott, erhält weiterhin Kraft von der Allkraft, damit er durch weitere Selbsterkenntnis seine Fehler bereuen und ablegen kann. Doch die schützende Hülle der Karenzzeit umgibt ihn nicht mehr.

Während der Karenzzeit versuchen sowohl die innere Kraft, der Heilige Geist, als auch der Schutzgeist den in der Karenzzeit stehenden Menschen durch innere Impulse und durch Führung über Zweite und Dritte zum rechten geistigen Verhalten zu ermahnen.

Der Geist Gottes und der Schutzgeist werden über das Gewissen verstärkt tätig. Das Gewissen ist eine Funktion bestimmter Gehirnzellen und auch des Nervensystems.

Wird der Weckimpuls aus dem Göttlichen vom Menschen jedoch nur kurze Zeit beachtet, werden nur vorübergehend die gesetzmäßigen Lehren und Führungen angenommen – eventuell nur angehört – und begibt sich der Mensch sodann wieder in die

Welt mit all ihren Gewohnheiten und Lastern, dann zieht sich der verstärkte Schutz zurück.

Der Mensch weist durch sein Verhalten die Hilfe Gottes zurück. Das heißt nicht, daß auch Gott Seine Hand von Seinem Kind zurückzieht. Gott führt Sein Kind weiterhin. Doch die Hilfe zum geistigen Start, der verstärkte Schutz, geht zurück. Der Geist respektiert den freien Willen Seiner Kinder.

Die heilsame Wirkung des Wassers

Alles ist Energie.

Ebenso, wie deine Gedanken in und an dir wirksam werden, dein Nervensystem, den Resonanzboden deines Körpers, aufbauen, harmonisieren oder es verkrampfen und Dissonanzen bewirken – Ähnliches kann auch das Wasser an und in dir vollbringen: Es harmonisiert dich, oder es bewirkt in und an dir Disharmonie.

So wie die Gedanken in dein Inneres hineinfließen oder aus dir herausfließen, so kann auch ein Wasserstrahl, der über dein Nervensystem gelenkt wird, wirken.

Wasser ist das treibende Element. Es bewirkt, daß du in höhere Schwingung gelangst, dein Nervensystem harmonisierst und auf diese Weise zum positiven Denken angeregt wirst. Du mußt jedoch deinen Beitrag leisten: Du mußt das, was dich beschäftigt, loslassen und Mir übergeben oder, je nach Belastung, bereinigen und ordnen.

Ein warmer, nicht zu heißer Wasserstrahl, der deiner Körperwärme angepaßt ist, kann im Äußeren vieles beseitigen und dein magnetisches Feld, die Aura, in positivem Sinne stabilisieren und aufladen.

Wird also der Wasserstrahl richtig angesetzt und angewandt, dann magnetisiert und dynamisiert das Wasser den Körper. Es entspannt das Nervensystem, das die Lebenskraft in und um sich birgt.

Lasse, je nach Verkrampfung und Unruhe deines Leibes, einen warmen Wasserstrahl einige Minuten oder etwas länger über deinen Rücken fließen. Setze den gut warmen Wasserstrahl am Nackenhaar an. Entspanne dich dabei und entlasse alle niederen Empfindungen und Gedanken, alles, was der Tag brachte und dich beunruhigt hat, aus deinem Bewußtsein. An die Stelle der sorgenvollen Gedanken setze hochschwingende Gedanken des Friedens, der Freude, der Einheit mit Mir, deinem Herrn und Gott.

Gelangst du nicht in Harmonie, dann höre, während das Wasser vom Nacken aus über dein Nervensystem strömt, harmonische und einstimmende Musik.

Durch diese Anwendung werden sowohl der Kreislauf als auch die Geistkraft im Körper, in den Nerven und in den Zellen, angeregt.

Erkenne: Der Blutumlauf ist nur funktionstüchtig und gut, wenn das Nervensystem entspannt ist und die Kräfte des Geistes vermehrt fließen können.

Sehr kalte Wassergüsse sind nicht gesetzmäßig. Sie entspannen und harmonisieren nicht, sondern verkrampfen den Organismus und bewirken, auch im Nerven- und Bindegewebe, Verkrampfungen und Störungen, die im Körper früher oder später Nervenbeschwerden oder anderweitige Ursachen und Wirkungen hervorrufen können. Wie schon offenbart, sollte der Mensch auch keine eiskalten Getränke zu sich nehmen, weil diese dem Organismus nicht zuträglich sind.

Auch sollte der Mensch nicht mit erhitztem Körper in kaltes Wasser gehen. Viele wissen, daß dieser Schock einen Herzstillstand auslösen kann. Das gleiche gilt für den zu kalten Wasserstrahl oder Wasserguß.

Schockiere also deinen Körper nicht. Jeder Kälteschock bewirkt eine Verkrampfung im Nervensystem. Das Wasser kann entspannend und heilsam für den Organismus sein, sofern es richtig angewandt wird.

Wird das Wasser als Therapie angewandt, dann kann es nicht nur für den Organismus heilsam sein, sondern auch Verkrampfungen in der Seele lösen, so daß die Geistkraft stärker fließen und Linderung und Heilung bewirken kann. Alles muß jedoch im rechten Maße geschehen.

So wie sehr kaltes Wasser zu Verkrampfungen führt, so kann auch zu heißes Wasser das Nervensystem belasten und mit der Zeit die Gefäße erschlaffen lassen.

Nach einer Wassertherapie begib dich in die Stille und lasse die in dir wirkenden Energien voll zur Geltung kommen. Ist es dir möglich, dann lege dich flach auf dein Lager, bedecke deinen Körper mit leichten, warmen Tüchern und verharre so, entspannt, im Bewußtsein der inneren Kraft, in dem Bewußtsein, daß Ich, der Geist, der Innere Arzt und Heiler, in dir wirke. Erhebst du dich nach einigen Minuten von deinem Ruhelager, dann danke Gott, lobe und preise Seinen Namen. Dadurch wirkst du auf deinen Zellenstaat, auf die Organe und deinen Blutkreislauf positiv ein. Das heißt, du stimulierst deinen Körper und bewirkst dadurch, daß sich in dir die Lebenskraft steigert.

Die Wassertherapie, richtig angewandt, ist ein Hilfs- und Heilmittel. Erkenne, daß du dadurch Kräftigung und Heilung erlangst. Wichtig ist jedoch, daß deine Gedanken und Gefühle bei Gott sind, deinem Herrn, der auch im Wasser ist und wirkt.

Eine noch wirksamere Hilfe und Heilmethode durch Wasseranwendung ist die Ansprechung der Bewußtseinszentren mit einem schwächeren Wasserstrahl.

Diese Therapie sollte jedoch nur von wissenden und weisen Menschen durchgeführt werden, die Kenntnisse von dem Gesetz des Lebens haben. Die Ärzte im Universellen Leben werden hierfür geschult und von Mir vorbereitet, um dem Energiekörper auf mannigfache Art und Weise Energie zuzuführen.

Wird diese Wassertherapie auf die Bewußtseinszentren von Ärzten des Lebens angewandt, so kennen diese das Verfahren und die punktuellen Stellen, die mit dem Wasserstrahl berührt werden müssen, um den Körper durch Wassermassage zu entspannen und dem Seelenkörper Energie zuzuführen. Dadurch wird wiederum die Heilung durch den Geist über das Nervensystem angeregt.

Wer diese punktuelle Wasserbehandlung mangelhaft durchführt, der kann unter Umständen mehr Schaden anrichten als Nutzen erzielen.

Die Wassertherapie muß ebenfalls mit den positiven Gedankenkräften begleitet werden.

Die Wassertherapie allein bewirkt keine dauerhafte Linderung und Heilung. Beides muß erfolgen: Wassertherapie und Umstellung der Gedanken und Handlungen. Der Mensch muß die Kräfte des Lebens bejahen, die in seinem Inneren fließen und auch im Wasser wirksam sind.

Alles ist Energie. Jeder Kräftestrahl kann durch Gedankenkraft verstärkt oder geschwächt werden.

So kann auch der Wasserstrahl, der ebenfalls Energie ist, mit vermehrter Kraft aufgeladen oder aber in der Wirksamkeit reduziert werden, wenn die Gedanken des Heilungsuchenden nicht in Ordnung sind. Hier ist wieder die Einstellung des Menschen ausschlaggebend.

Das Leben, alles Sein, dient dem Menschen. Sonne, Mond und Sterne, sämtliche Gestirne des materiellen und teilmateriellen Universums bewirken in Seelen, Menschen und teilmateriellen Wesen Hilfe und Führung. Sie bewegen auch die Anlagen in den verkörperten Seelen, in den Menschen, und regen Seele und Mensch – auch durch Krankheit und Schicksalsschläge – zur Erkenntnis und zur Verwirklichung der Gesetze Gottes an. Der Mensch ist also der Gestalter seines Schicksals und der Erbauer seines Lebens.

Wer die Energien im positiven Sinne, zum Wohle der Menschheit, nützt und anwendet, dem wird es auch wohl ergehen. Wer also das Wasser in rechter Weise nützt, wer die Kräfte des Wassers durch die Gedankenkraft steigert, der regt die Atome seines Körpers an. Er bringt sie durch die Wassertherapie in höhere Schwingung, wodurch innere und äußere Heilung die Folge sein können.

Ist das Kräftepotential der Seele und des Leibes hochschwingend, das heißt, ist der Mensch positiv eingestellt, dann wird sich auch das Energiepotential des Wassers wesentlich schneller dem Körper angleichen. Dann findet schon nach kurzer Anwendung eine verstärkte Wechselwirkung, eine Kommunikation der Wasser- und Körperkräfte, statt, wodurch die atomare Struktur des Leibes angeregt wird. Ist der Mensch negativ oder pessimistisch dem Leben gegenüber eingestellt, dann kann ihn das Wasser zwar ebenfalls beleben, erfrischen und seinen Organismus anregen. Doch diese Wirksamkeit ist nicht von Dauer und wird daher auch nur einen geringen Erfolg zeitigen, weil die Tiefenwirkung fehlt.

Sämtliche Kräfte der Unendlichkeit wollen dem Menschen dienen. Die ewigen Kräfte sind das Gesetz, Gott.

Das geistige Gesetz lautet: Gleiches zieht zu Gleichem, bestärkt sich gegenseitig und bewirkt das, worauf sich der Mensch gedanklich ausrichtet.

Die Quanten, die geistigen Teilkräfte, sind die geistigen Energieträger: Sie übertragen die Geistkraft in die Materie, das heißt in die materiellen Atome

Die Lebenseinstellung und der Lebenswandel des Menschen sind für die Seele entscheidend. Wie der Mensch denkt und lebt, entsprechend magnetisiert sich die Seele. Was der Mensch also denkt und spricht und wie er handelt, das registriert die Seele.

Sowohl die Seele als auch der Mensch bestehen aus Atomen. Die Seele besteht aus den geistigen Atomen, der Mensch aus den materiellen Atomen. Und doch strahlt die geistige Energie in die materielle, das heißt, in die heruntertransformierte Kraft. Das geschieht über die sogenannten Quanten.

Quanten sind geistige Teilkräfte. Sie sind Bausteine für das materielle Leben. Die Geistkraft fließt über diese geistigen Teilkräfte, die Quanten, in den physischen Leib ein. Vorab wirken jedoch die Subquanten, wie Ich sie nenne. Sie bewirken das Einströmen der Geistkraft in die Quanten. Sie können vom Menschen nicht geschaut werden, weil sie die rein geistige Substanz des materiellen Atoms sind.

Das materielle Atom ist abhängig von der Geistkraft, die aus geistigen Atomen besteht. Die Subquanten sind geistige Atome, die in die Materie ragen. Die geistigen Teilkräfte, die Quanten, sind teilweise reine Geistkraft, dann wieder heruntertransformierte Energie, also Materie – es kommt auf die Lebenseinstellung und den Lebenswandel des Menschen an. Das gilt auch für die Quanten in allen materiellen Formen: So, wie der Mensch denkt und handelt, so wirkt er auf seine Umgebung.

Die Geistkraft strömt folgendermaßen in den Organismus des Menschen ein:

Die geistigen Teilkräfte, die Quanten, sind abhängig von der absoluten Geistkraft, den sieben Grundkräften der Schöpfung, welche die Wesenheiten und Eigenschaften Gottes genannt werden. Ohne die geistige Kraft kann nichts existieren.

Bewußt wiederhole Ich immer wieder, daß alles Energie ist: Jeder Gedanke, jedes Wort und jede Handlung ist Energie. Da keine Energie verlorengeht, so muß sich diese entweder im, am oder um den Körper oder in der Atmosphäre bemerkbar machen.

Somit bewirkt auch die Denk-, Rede- und Handlungsweise des Menschen die Anzahl und Wirksamkeit der Quanten. Der Mensch bestimmt also selbst die Intensität und die Anzahl der geistigen Teilkräfte, der Quanten. Deshalb können in den materiellen Atomen des menschlichen Organismus entweder eine geringe oder eine größere Anzahl von den geistigen Teilkräften vorhanden und wirksam sein.

Wie schon offenbart, ist die Denk-, Rede- und Handlungsweise des Menschen entscheidend: Ist der Mensch sehr materiell orientiert, das heißt, sind seine Lebenseinstellung und sein Lebenswandel nur auf die Materie ausgerichtet, sind seine Gedanken negativ, neidisch, gehässig, ist der Mensch zänkisch, eifersüchtig, steht er im Streit mit seinem Nächsten, so wirken sich all diese Menschlichkeiten auf die Quantenbildung und Quantentätigkeit aus.

Ein materiell orientierter Lebenswandel bewirkt, daß die Tätigkeit der geistigen Teilkräfte, der Quanten, nur gering ist. Es sind weniger geistige Teilkräfte wirksam, und die aktiven Quanten sind überwiegend sichtbar, also materiell.

Je durchgeistigter der Mensch ist, das heißt, je mehr er dem göttlichen Gesetz zugewandt ist, indem er es verwirklicht, um so mehr geistige Teilkräfte sind in ihm, in der atomaren Struktur des Menschen, vorhanden und vor allem im Bereich des Unsichtbaren wirksam. Daraus ergibt sich folgendes:

Je mehr geistige Teilkräfte, Quanten, in den Atomen des Menschen vorhanden sind, um so gesünder, flexibler und geistig reger ist der Mensch.

Ich wiederhole zum besseren Verständnis für Meine Erdenkinder: Die geistigen Teilkräfte, die Quanten, gehen aus den fünf geistigen Atomarten hervor. Sie sind unter anderem, wie offenbart, die Lebensträger der materiellen Atome.

Die geistigen Atome, die geistig atomare Energie, die in den Partikeln der Seele gefaßt ist, befinden sich in beständiger Tätigkeit.

Die Urzentralsonne strahlt über die zweiten Ursonnen – auch Prismensonnen genannt, die das Urlicht in sieben mal sieben Spektralfarben zerlegen – in die Unendlichkeit. Somit erfaßt die Urzentralsonne über die Prismensonnen jede Lebensform, auch Seele und Mensch.

Die Geistwesen, Seelen und Menschen gehören jeweils zu einer der sieben Prismensonnen, die auch die Wesenheiten und Eigenschaften Gottes genannt werden. Je nach Mentalität des Geistwesens und der Seele sind also diese einer Wesenheit oder Eigenschaft, einer Prismensonne, zugeordnet.

Jedes Geistwesen und auch jede Seele besitzt in sich, wie offenbart, den unbelastbaren Wesenskern, der auch das geistige Herz des geistigen Leibes genannt wird. Der Wesenskern ist auf eine der sieben Prismensonnen und über diese auf die Urzentralsonne ausgerichtet. Jede Seele und jedes Geistwesen ist mit der Prismensonne verbunden, zu der die Wesenheit und Eigenschaft des Geistwesens oder der Seele gehören. Keine Seele kann die Wesenheit oder Eigenschaft Gottes, die in ihr prägend wirksam ist, wechseln. Sie ist ihr geistiger Geburtsstrahl.

Je mehr die geistige atomare Energie in den Partikeln des geistigen Leibes – auch Seele genannt – auf den Wesenskern ausgerichtet ist, um so aktiver ist dieser. Entsprechend seiner verstärkten Aktivität zieht er mehr Energie aus der Unendlichkeit an. Das wirkt sich sodann in Seele und Leib positiv aus.

Diese vermehrten geistig-energetischen Kräfte wirken nicht nur in der Seele. Ein Teil dieser geistigen Energien strömt über die Quanten in die materiellen Atome, in die Zellen, Organe, Drüsen, Hormone und Muskeln, in den ganzen Organismus des Menschen. Alles geschieht nach der himmlischen Ordnung. Wie der Mensch denkt und lebt, entsprechend empfängt er.

Die geistigen Energien sind Heil- und Lebenskräfte.

Je aufnahmefähiger die Seele für die Heil- und Lebenskräfte ist, um so mehr empfängt der Organismus vom göttlichen Prinzip.

Ich wiederhole: Besitzt die Seele viel Geistkraft, ist sie vom Lichte durchdrungen, dann ist auch der Mensch weitgehend gesund, und sein Leben ist positiv. Das wirkt sich sodann in der Anzahl und in der Tätigkeit der Quanten aus. Er besitzt mehr geistige Teilkräfte, mehr Quanten, die vorwiegend für den Menschen im Unsichtbaren aktiv sind.

Der diesseitsbezogene Mensch, dessen Seele wenig Lebensenergien besitzt, wird entweder in diesem oder in späteren Leben sein selbstgeschaffenes Schicksal tragen müssen, sofern er nicht rechtzeitig erkennt, warum er als Mensch lebt, und sein Denken und Leben auf Gott ausrichtet. Die Anzahl der geistigen Teilkräfte ist bei ihm gering – und vorwiegend im materiellen Bereich wirksam, also sichtbar.

Diese kurze Darlegung über die geistigen Teilkräfte, die Quanten, möge jedem Menschen dienen, der über ein Teilwissen um die Zusammenhänge der sogenannten Quantentätigkeit verfügt.

Im allgemeinen genügt es, wenn Meine Kinder dies wissen: Je mehr Geistkraft in die Seele und in den physischen Leib strömen kann, um so gesünder und lebensbejahender wird oder ist der Mensch.

Durch die energetischen Kräfte gelangt der physische Leib in höhere Schwingung und gewinnt Abstand zu den Frequenzbereichen, in denen sich Krankheitserreger aufhalten und negative Gedankenformen den Menschen zu beeinflussen suchen.

Durch ein sittenreines, auf Mich, den ewigen Geist, ausgerichtetes Leben reinigt sich die Seele von dem noch in ihr liegenden Ballast, der eventuell noch aus Vorleben und aus dem derzeitigen irdischen Dasein stammt.

Strömt sodann, auf Grund der geistigen Entwicklung der Seele, vermehrte Geistkraft in Seele und Körper, dann vermehren sich auch die geistigen Teilkräfte in der atomaren Struktur des Menschen. Das bewirkt gleichzeitig auch eine stärkere Aktivität der gesamten atomaren Struktur des Menschen.

Ich wiederhole:

Die Quanten sind unter anderem geistige Energieträger der materiellen Atome und Lebenskraft für den Menschen. Sie sind auch der Schlüssel für Gesundheit.

Je mehr Geistkraft in den Menschen strömt, um so mehr geistige Teilkräfte befinden sich in den materiellen Atomen.

Die Geistkraft bestimmt das Leben des Menschen. Je mehr Geistkraft in Seele und Mensch einströmt, um so aktiver sind die geistigen und materiellen Atome.

Die Anzahl der Quanten bestimmt auch das Schicksal des Menschen.

Erkenne, o Mensch: Alles beruht auf Energie. Die hohen Energiequellen nehmen positiven Einfluß auf alles Niedere. Die niederen Kräfte, alles Gegensätzliche, bewirken eine Blockade, einen Stau im Menschen und in allem materiellen Sein.

Die Blockade im Menschen, ausgelöst durch zu wenig Geistkraft, löst wiederum vielseitige Fehlreaktionen aus.

Die Seele im Menschen kam in diese Welt, um zu lernen und im Geistigen zu wachsen. Wer im Geiste Gottes wächst und reift, kann klar denken. Menschen des Geistes sind nicht zerstreut, sondern in jeder Lebenssituation gefaßt. Ihre Gedanken wandern nicht ziellos umher, sondern sind geordnet und ruhen in Mir, dem Ewigen. Gleichzeitig sind sie jedoch auf die Sache oder auf die augenblickliche Tätigkeit ausgerichtet.

Menschen mit viel Geistkraft sind disziplinierte und konzentrierte Menschen. Was sie tun, das tun sie ganz. Sie schauen jeder Situation klar und gefaßt ins Auge und wenden dadurch viele Gefahren ab, die sonst auf sie selbst und ihre Nächsten, die in ihrer unmittelbaren Nähe leben, zukommen würden. Durch die konzentrierte Ausrichtung auf Mich tritt selten eine Blockade im Organismus oder eine Stagnation im Leben des Betreffenden ein.

Erkenne: Gleiches befruchtet wiederum Gleiches und verstärkt sich dadurch: Jede Empfindung, jeder

Gedanke, auch jedes Wort und jede Handlungsweise sucht wieder ihresgleichen.

Auch die geistigen Teilkräfte in den materiellen Atomen, die Quanten, reagieren auf die Empfindungs- und Gedankenwelt des Menschen, ebenso auf seine Worte und Handlungen.

Die geistigen Teilkräfte wirken auch auf den Körperrhythmus des Menschen ein - gemäß seiner Lebenseinstellung und seinem Lebenswandel.

In allen materiellen Lebensformen befinden sich diese geistigen Lebensträger, die geistigen Teilkräfte, auch in den Gestirnen und in der Natur. In jeder materiellen Form, die, wie alles, aus Atomen aufgebaut ist, wirken die geistigen Kräfte. Ohne die geistigen Kräfte könnte die Materie nicht bestehen. Es gäbe kein materielles Atom, wenn nicht die geistigen Teilkräfte wirksam wären.

Ob es Atome oder Moleküle sind, in allem ist der Geist. Ohne den Geist könnte kein Leben bestehen, denn der Geist ist das Leben.

Der Mensch hat seine inneren Möglichkeiten, die Gedankenkräfte, noch lange nicht erforscht

Wer zu der Erkenntnis gelangt ist, daß Gott Leben ist und daß ohne Gott nichts bestehen kann, der wird weiser und auch tiefer forschen und zuletzt zu ungeahnten Erkenntnissen gelangen. Er wird im Laufe der Zeit erkennen, daß die Kraft der Gedanken alles zu bewirken vermag, sowohl im Menschen als auch um den Menschen und in der ganzen Unendlichkeit.

Die Technik des Menschen ist ein Hilfsmittel, weil der Mensch seine Gedanken und die Kräfte der Gedanken noch nicht erforscht hat. Er forscht nach äußeren Möglichkeiten und Mitteln. Das Innere jedoch, das in sich alles birgt, was der Mensch nur erahnen kann, erschließt er nicht.

Der Mensch würde die sogenannte Technik nicht benötigen, wenn eine große Zahl von Menschen eines Geistes, also einer Gesinnung wäre: wenn sie zuerst das Reich Gottes in sich erschließen würden, das alles enthält, was Seele und Mensch benötigen.

Deshalb steht geschrieben: Trachte zuerst nach dem Reich Gottes, und alles andere wird dir sodann zufließen.

Durch die Kraft positiven Denkens kann vieles – je nach der Entwicklung der Seele und des Menschen, alles – bewirkt werden, was mit der Technik nur begrenzt möglich ist.

Hinter dem Drang und Hang zur Technik ist nichts anderes als das Ahnen der Seele, daß in ihr unerforschte Kräfte liegen, die durch materielles Denken latent gehalten werden.

Alles Sein würde dem Menschen dienen, wenn der Mensch nur die Existenz der ewigen Kraft, des Geistes, anerkennen und nach den ewigen Gesetzen leben würde.

Was in der Welt durch die Technik geschaffen wird, entspricht dem Ahnen der Seele. Die Flugmaschinen, die Flugzeuge z.B., sind nichts anderes als der Ausdruck des Inneren: das tiefe Ahnen der Seele, daß sie sich über alle Räume, Kontinente und Welten erheben könnte – wenn sie nicht durch falsches Denken und Handeln gebunden wäre.

Die Suche nach Energiegewinnung entspricht ebenfalls dem Ahnen der Seele, daß die innere Energie, die Geistkraft in der Seele, alles hervorbringen kann, was Seele und Mensch benötigen – denn, wie Ich schon des öfteren offenbarte: alles beruht auf Energie.

In der Seele befinden sich als Essenz sämtliche kosmischen Energien, die durch positives, gesetzmäßiges Denken und Leben aktiviert würden. Da sowohl das Positive, das Gesetzmäßige, als auch das Gegensätzliche, das nicht Gesetzmäßige, aus dem Inneren kommt, so interpretiert der Mensch selbst dann das Ahnen der Seele, wenn er durch Fehlsteuerung das Geistige in das Materielle heruntertransformiert. Entsprechend seiner seelischen Belastung setzt er es nach seinen Möglichkeiten um. Sowohl die göttlichen Energien als auch die Belastungen der Seele finden, von der Seele ausgehend, über die Quanten Einlaß in den menschlichen Organismus. Auf diese Weise wird auch das Gehirn des Menschen belebt.

Ist in den Gehirnzellen des Menschen nur Weltliches gespeichert, wenn er z.B. nach äußeren Energiequellen forscht und ausgeklügelte technische Möglichkeiten zur Energiegewinnung erfindet, so gelangt er immer mehr unter den Einfluß der Kräfte, die Gleiches und Ähnliches in dieser Welt bewirken wollen.

Was also im Menschen liegt, Positives und Negatives, wird in der materiellen Welt offenbar – es sei denn, das Gegensätzliche wurde vom Menschen rechtzeitig erkannt und gesühnt: dann erfährt es in der Seele die Umwandlung von der negativen zur positiven Energie. Dann wird auch in der Welt das Positive mehr offenbar werden.

Harmonie und Disharmonie gehen vom Menschen aus, auch in den Naturreichen. Die Quantentätigkeit in den Naturreichen

Wie der Mensch denkt und lebt, in dem Maße wirkt er auf seine Umwelt ein. Er wird so lange von den gegensätzlichen Kräften gesteuert und ist ihrer Willkür ausgesetzt, bis er das Negative, das Weltverhaftete, das Streben nach Selbstbestätigung, zugunsten aller Menschen aufgibt und selbstlos das Gute in die Welt bringt.

Die Seele ist im menschlichen Körper, um das Negative dem ewigen Geist zur Umwandlung zu übergeben, so daß Seele und Mensch in die höhere Geistigkeit gelangen und so in der Welt zum positiven geistigen Leben beitragen.

Das geistige Leben wirkt sich auch in den geistigen Teilkräften aus, die sodann nicht nur aktiver sind, sondern auch im Menschen in größerer Anzahl wirken, insbesondere in dem für den Menschen unsichtbaren Bereich.

Die geistigen Teilkräfte, halb Geist, halb Materie, die Quanten also, sind auch die fruchtbringenden Kräfte. Sie tragen unter anderem auch zum Wachstum des Menschen und vor allem zum Wachstum in den Naturreichen bei. Sie fördern das Leben und den Reifeprozeß der gesamten Natur.

Sind diese Lebensenergien in Übereinstimmung mit dem Erdmagnetfeld und den Magnetströmen, dann ergibt sich ein ruhiges und gesundes Wachstum. Die Lebensformen der Naturreiche erkranken nicht, die Früchte des Feldes und des Waldes sind gesund, die Pflanzen blühen üppig. Auch die materiellen Elementarkräfte Feuer, Wasser, Erde und Luft können auf diese Weise harmonisch zusammenwirken und in der Natur einen gesunden Ausgleich bewirken.

Ist die Harmonie dieser Kräfte gestört, dann erkranken die Naturreiche und auch der Mensch, da dieser ein Körper der Natur ist.

Harmonie und Disharmonie gehen vom Menschen aus.

Das Verhalten des Menschen zu den Naturreichen, zur gesamten Erde und letzten Endes zur Unendlichkeit, wirkt sich auch in jedem einzelnen Menschen aus. Schändet der Mensch die Erde und die Naturreiche, dann greift er in den ordnungsgemäßen Ablauf, in die Gesetzmäßigkeit Gottes, ein. Da in der ganzen Unendlichkeit alles aufeinander abgestimmt ist – das Große wirkt auf das Kleine und das Kleine auf das Große –, ist alles miteinander magnetisch verbunden. Das bewirkt einen beständigen Energieaustausch und Energiefluß.

Wird diese energetische Wechselwirkung gestört, dann wirkt sich das dort aus, von wo die Störung ausgeht. Ist, von der Erde ausgehend, das gesamte Sonnensystem gestört, weil die Erde mit den Gestirnen nicht mehr in Harmonie ist, dann wirkt sich das wiederum auf und in der Erde aus: Die Paarung der Tiere ist gestört, Pflanzen sterben aus, andere Arten entstehen, Steine und Mineralien erlangen eine entsprechende Abstrahlung, und Menschen, die auf die Materie bezogen sind, leiden ebenfalls darunter. Alles steht untereinander in Kommunikation.

Während der Vollmondzeit z.B. wirken die geistigen Teilkräfte – die je nach ihrer Intensität einmal geistig, dann wieder materiell sind – verstärkt auf die Saat und sämtliche Pflanzenarten ein, die jeweils blühen, wachsen oder reifen. Ist die Wechselwirkung auf der Erde zu den Gestirnen gestört, dann treten auch diesbezüglich Störungen in und auf der Erde und im Menschen ein.

In der Vollmondzeit wirken die Energien des Mondes verstärkt auf die Geschlechtsorgane von Mann und Frau ein und auch auf die Geschlechtsorgane d e r Tiere, die Teilseelen haben.

Sind die Kräfte des Mannes, der Frau und d e r Tiere, die Teilseelen besitzen, nicht in Harmonie und in harmonischer Wechselwirkung mit der Strahlung des Mondes, dann können Mißbildungen bei Geburten oder abartige Wunschgedanken die Folge sein, z.B. gleichgeschlechtliche Betätigung.

Jeder Mensch wird jeden Augenblick zur Umkehr angehalten. Das heißt, über das Gewissen oder durch Impulse seines Schutzgeistes wird er gemahnt, sein Leben geistig zu gestalten, positiv zu denken und selbstlos zu werden. Dadurch können die Energien im Menschen harmonisiert werden und sodann wieder mit den ewigen, kosmischen harmonischen Energien kommunizieren. Die Kommunikation mit den kosmischen harmonischen Kräften bewirkt sodann im Menschen und auf der Erde Frieden, Harmonie und Liebe.

Wer in allem, was lebt, die göttliche Kraft erkennt und wer sich in das Leben hineinempfinden kann und im Leben einen Teil von sich selbst erkennt, der wird sein Leben positiv gestalten und auf diese Weise selbstlos auf seinen Nächsten zugehen und in allen Lebensformen sein Leben erkennen. Wer in der Natur sich selbst erkennt, da ja der Mensch ein Naturkörper ist, der wird auch allmählich zu seinem Nächsten freundlich, liebevoll und wohlwollend sein.

Wer die Natur genau beobachtet, der erkennt, daß sie ein Teil von ihm selbst ist.

In der Natur kann der Mensch sein Leben erkennen, sowohl das positive, gottgewollte Leben als auch das negative, das ichbezogene Leben. Die Natur zeigt dem Menschen, wie er sein soll oder wie er ist.

Der geistig wache Mensch erkennt, daß das Leben eine Einheit bildet. Menschen, Tiere, Pflanzen und Steine, ja sogar die Gestirne bilden eine Einheit. Wer die Natur, die Pflanzen und Kräuter, zu seinen Freunden macht, der wird auch von den geistigen Kräften der Natur geführt, gestärkt und immer wieder neu belebt.

Naturverbundene Menschen, das heißt Menschen, die in allem das Walten der ewigen Energie, Gott, erkennen, werden auch entsprechend denken und leben und handeln.

Viele Pflanzen sind Heilpflanzen.

Wenn es möglich ist, sollten nicht nur getrocknete Pflanzen verwendet werden, die eventuell schon im vorhergehenden Jahr gepflückt wurden. Es sollten die Heilpflanzen Verwendung finden, die gerade die Jahreszeit dem Menschen schenkt, also die frischen Heilpflanzen. In den frischen Pflanzen und Kräutern ist die Quantentätigkeit wesentlich aktiver als in den getrockneten Pflanzen. Daher haben diese frischen Heilpflanzen oder -kräuter noch eine viel höhere Schwingung als die getrockneten.

Solange sich noch Saft in der Pflanze befindet, ist die Wirksamkeit im Inneren der Pflanze stärker als bei einer getrockneten. Das bedeutet also, daß Pflanzen, die noch Saft haben oder im Saft stehen, in ihrer Schwingung wesentlich höher sind als getrocknete. Die Lebenskraft einer frischen Pflanze wirkt sich unmittelbar auf die entsprechenden Eigenschaften der Pflanze aus und auch auf das Organ, das der Pflanze zugeordnet ist. Eine im Saft stehende Pflanze oder frisch gepflückte Pflanzen oder Heilkräuter werden von den kosmischen Energien unmittelbar bestrahlt. Getrocknete Pflanzen und Kräuter werden nur mittelbar bestrahlt, und zwar von der Planetenkonstellation, die in der Zeit der Verwendung wirksam ist.

Pflanzen und Kräuter können auch die Gedanken der Menschen annehmen, die sie gepflückt und getrocknet oder erst getrocknet gekauft haben.

Alles ist Strahlung. Daher ist es ausschlaggebend, wann und wo und mit welcher Gesinnung die Pflanze gepflückt wurde.

Es ist auch ein Unterschied, ob eine Pflanzenart am Bach wächst oder in einer Blumenwiese. Es ist ein Unterschied, ob eine Pflanze am Wegrand steht oder ihren Standort im Garten oder im Feld hat.

Da alles auf Strahlung beruht und die Strahlung unterschiedlich ist, kann auch eine Pflanzenart verschiedene Eigenschaften haben, entsprechend ihrem Standort und den Menschen, die sie gepflückt haben.

In den Wintermonaten werden hauptsächlich getrocknete Pflanzen und Kräuter zu Heilzwecken verwendet. Doch dann sollten auch nur die Kräuter Verwendung finden, die im Spätsommer oder im Herbst gewachsen sind und geblüht haben, weil in diesen Pflanzen die Quantentätigkeit noch stärker ist.

Sobald die Geistkraft über die Quanten in das Materielle einströmt, wird sie entsprechend der Quantentätigkeit zur Eigenschaft der materiellen Substanz und der Form.

Diese Form ist Ausdruck dessen, was von der Geistkraft in der Welt sichtbar ist. Die Substanz ist der Stoff, das Leben für die Materie, für Menschen, Tiere und Pflanzen.

Ich offenbare weiter: Die Pflanzen, insbesondere die Heilpflanzen, gleichen in ihren Formen den Organen des Menschen. Die Form einer Pflanze zeigt dem Weisen, für welches Organ sie vom Schöpfergeist geschaffen ist.

Die Geistkraft bewirkt über die geistigen Teilkräfte und über die Form die Eignung der Heilpflanze sowohl für den Menschen als auch für das Tier.

Die Eignung und Form von Pflanzenarten wird auch von den magnetischen Feldern mitbestimmt. Die Magnetfelder, die das Wachstum der Pflanzen mitbestimmen, tragen schwingungsmäßig in sich die Eigenschaften der Pflanzenarten. Das sagt wiederum aus, daß alles in allem enthalten ist.

Die magnetischen Felder sind in ihrer Schwingung unterschiedlich. Das drückt sich wiederum in der Schwingung der Pflanzenarten aus, auch in der Schwingung von Mensch und Tier.

Bei alledem kommt es auch darauf an, wo der Standort der Pflanze ist und wo der Mensch lebt. Deshalb kann ein und dieselbe Pflanze verschiedenartige Eigenschaften haben: Ein und dieselbe Pflanzenart, die am Wasser wächst, verfügt wieder über andere Stoffe als die gleiche Pflanze am Wegesrand. Die Stoffe der Pflanze am Wasser enthalten mehr Elemente wie Eisen, Phosphor und Kalium. Die gleiche Pflanze am Wegesrand weist wieder andere Spurenelemente auf, wie z.B. Kupfer, Nickel, Silber oder gar Quecksilber. Es kommt also auf den Standort der Pflanze an.

Trotz dieser unterschiedlichen Spurenelemente in ein und derselben Pflanzenart gibt der Geist jeder Pflanze gleichmäßig seine Energien, entsprechend der geistigen Entwicklung der Pflanzenart.

Ich wiederhole: Die Quanten also und die weiteren, vom Menschen noch unerforschten geistigen Teilkräfte bilden den Mechanismus für die Übertragung der Geistkraft in die Materie. Über diese geistigen Teilkräfte, die Quanten, fließt die Geistkraft zu den materiellen Energieträgern.

Die Geistkraft bewirkt sodann im Menschen, je nach seiner geistigen Entwicklung, die entsprechende Tätigkeit der materiellen Atome.

Auch bei Tieren, Pflanzen und Steinen wirkt die Geistkraft je nach deren geistigen Entwicklung.

Der Mensch kann, durch den freien Willen aus Gott, in den gesetzmäßigen Ablauf der harmonischen Wechselwirkung der Kräfte eingreifen und ihre gesetzmäßigen Funktionen stören. Doch den Geist, der das Leben ist, vermag er nicht zu stören. Der Geist bleibt unberührt vom menschlichen Denken, Fühlen und Wollen.

Starke Gemütsschwankungen des Menschen z.B. sind auf die Instabilität seines geistigen Bewußtseins zurückzuführen. Diese Gemütsschwankungen wirken sich auch auf die Tätigkeit der geistigen Teilkräfte, also der Quanten, aus. Neigen diese mehr zur materiellen Seite, sind sie also mehr im sichtbaren Bereich aktiv, dann bilden sie zeitweilig eine Sperre und verringern den Strom der Geistkraft. Das kann sodann unter anderem zu Gemütsschwankungen führen, denen jedoch negative Gedanken, Worte oder Handlungen vorausgehen, die zu der teilweisen Blockade der Geistkraft führten.

Ich wiederhole: Je mehr geistige Teilkräfte in den materiellen Atomen aktiv sind, um so gesünder ist der Mensch – oder um so schneller wird er gesunden.

Deshalb, o Mensch, bemühe dich, durch ein gesetzmäßiges, positives Leben in höhere Bereiche, zu den harmonischen Kräften zu finden. In einer höheren Strahlung werden sich Krankheitserreger nicht wohlfühlen und sehr schnell deinen Körper verlassen.

Auf die Quanten bezogen, heißt das: Durch positive Empfindungs-, Denk- und Handlungsweise des Menschen vermehrt sich die Anzahl der Quanten, wodurch auch die Ausstrahlung des Menschen lichter und weiter wird. Die Folge ist Gesundheit, Glück und Zufriedenheit. Werde also selbstlos!

Beginne den Tag mit Mir! Morgendliche Ausrichtung

Der Mensch vermag von sich aus nichts. Der irdische Leib ist nicht lebensfähig, es sei denn, Ich, das Leben, durchdringe, erhalte und belebe ihn.

Erkenne also: Du bist nichts ohne Mich.

Darum laß den Hochmut fahren. Der Hochmut bildet die Schranke für die Demut. Hochmut zerstreut, Demut eint.

Der Demütige, der um das Gesetz des Lebens weiß, daß Ich das Leben Bin, wird den Tag mit Mir, der ewigen Kraft, dem Geist, beginnen und ihn auch mit Mir, dem Leben, beenden.

Demütige Menschen sind Lichtkinder, die nicht nur Licht in die dunklen Stuben bringen, sondern auch in verhärtete Herzen. Sie erhellen oftmals das Herz eines müden, sorgenbeladenen Weltmenschen, der mürrisch seinen Arbeitsplatz einnimmt.

Beginne also den Tag mit Mir!

Richte dich täglich mehr auf die ewigen Gesetze aus. Meditiere über das Leben hinter der Materie, und sei dir bewußt, daß Ich das Leben Bin.

Öffne dich für die Kräfte der Liebe, indem du deine Mitmenschen und alle Lebensformen selbstlos liebst. Dann wird dir die Kraft des Lebens zuströmen, und du wirst das erlangen, was Ich dir offenbart habe: Friede, Harmonie und Liebe. Daraus ergibt sich Gesundheit, Glück und Zufriedenheit.

Laß schon am frühen Morgen positive, hochschwingende Gedanken und Worte in dein Inneres fließen. Das sind lichte und helle Kräfte, die dich harmonisieren und dir für den beginnenden Tag eine positive Ausrichtung geben. Bejahe mit folgenden sinngemäßen Worten Meine Kraft in dir:

Ich bin kosmisches Bewußtsein, ein Kind des Alls, ausgestattet mit dem ewigen Leben.

Sprich weitere, sinngemäße Worte in dein Inneres hinein:

Das Leben ist Gesundheit.
Das Leben kennt weder Krankheit noch Sorgen.
Ich bin gesund und lebensstark.

Ich bejahe die Kraft des Allerhöchsten in Christus.
Mein Tagesablauf geschieht konzentriert und ist ausgerichtet auf die in mir fließende, sich ewig offenbarende Lebenskraft.

Meine Gedanken bleiben geordnet.
Ich konzentriere mich nun auf die Aufgabe, die vor mir liegt.

Mich durchströmen die Kräfte des Alls, weil ich ein Kind des Alls bin.
In mir wirkt die Fülle der Gottheit,
das allwaltende und erhaltende ewige Gesetz.
Das Licht durchdringt mich. Es befreit mich.

Ich bin frei. Ich bin konzentriert und auf das Wesentliche ausgerichtet.
In mir strömen die Kräfte des Alls.
Es wirkt durch mich die allmächtige Kraft.

Auch die nun folgenden Gebetsgedanken können, sinngemäß, einige Male in das Innere hineingebetet werden. Sie erhalten Seele und Mensch frisch und bewirken eine Festigung des Bewußtseins und die Ausrichtung auf die Tätigkeit, die am Tag auszuführen ist:

Himmlischer Vater,
Dein Geist wohnt in mir.
Ich bin Dein Sohn, Deine Tochter,
ewig lebend, ewig seiend,
da Du das Leben in mir bist.
Ich bin ein Kind der Unendlichkeit,
ein kosmisches, lichtes Wesen,
weil Du, der Geist der Unendlichkeit,
in mir wohnst.

Alles, was mich bedrückt und was auf mein
konzentriertes, ausgerichtetes Leben einwirken
möchte,
lege ich gläubig und vertrauensvoll in Deine gütigen Hände.
Allen Menschen und Seelen, denen ich in früheren Leben nicht vergeben habe,
will ich von Herzen vergeben,
durch Christus, meinen Erlöser.
Auch bitte ich alle Menschen und Wesen um Vergebung,
über die ich in diesem und in früheren Leben
unrecht gedacht, gesprochen oder an denen ich
falsch gehandelt habe.
Ich bitte auch um Vergebung für meine immer wieder neu aufsteigenden gegensätzlichen Gedanken, Worte und Werke.
Ich möchte Gottes Willen erfüllen.

Ich bejahe das Absolute.
Ich erfülle den Willen des Herrn.
Die ewig strömende Liebe steht mir bei.
Ich erfülle die Liebe, das Gesetz des Lebens.
Es wird durch mich offenbar.

Ich vertraue mich dem allgegenwärtigen Geist an,
der das Leben ist, der die Geschicke der Unendlichkeit und die Geschicke all Seiner Kinder lenkt.
Der Herr tilgt, was nicht nach dem ewigen Gesetz
des Lebens ist.

Was ich jedoch zu tragen habe, das trage ich in Geduld.

Der Wille des Herrn geschehe.

Erkenne und beherzige Meine Worte tagtäglich aufs neue: Gehe hin und bemühe dich fortan, nicht mehr zu sündigen, weder in Gedanken, noch in Worten und Werken.

Dann wird dir alles gelingen, in deiner Familie, in deinem Betrieb und in der Welt, was für dich und deinen Nächsten gut ist.

Rede wenig und denke noch weniger!

Sprich nur, wenn es wesentlich ist!

Empfinde edel und gut. Veredle dich!

Verrichte deine täglichen Pflichten in Ausgeglichenheit, ausgerichtet auf die Allharmonie, auf Gott. Dann wirst du von der allmächtigen Kraft geschützt.

Das gilt für alle Menschen.

Für die Ärzte: Das Äußere eines Menschen spiegelt die Ursachen seiner Krankheit wider

Diese Hinweise sollten vor allem jene beachten, die für ihre Nächsten Verantwortung tragen. Ich spreche hier vor allem die Ärzte an, die oftmals am menschlichen Körper manipulieren und ihn als Versuchsobjekt verwenden.

Wer sich selbst nicht erkennt, der erkennt auch nicht seinen Nächsten. Aber wer sich selbst erkennt, wer vieles durchlitten hat und zu einem gottgewollten Leben gefunden hat, der wird auch seinen Nächsten erkennen.

Wer sich selbst erkennt, der wird auch in die tiefen Schichten des menschlichen Ichs vordringen und den Menschen erkennen, so, wie er ist, nicht, wie er sich gibt.

Das ist vor allem für den Arzt wichtig, der dem Patienten seelisch und physisch beistehen soll. Um die Ursache einer Krankheit zu erforschen, sollte der Arzt zuerst den Patienten betrachten. Denn jede Körperregung und Bewegung, das gesamte äußere Erscheinungsbild, auch, wohin des Menschen Blicke wandern, sagen vieles aus.

Sind z.B. die Augen unruhig, kann der Patient dem Arzt nicht in die Augen schauen, blickt er zu Boden oder zur Wand, dann können folgende Ursachen zugrunde liegen:

Wer zu Boden schaut, der verbirgt Schwierigkeiten oder will das Leid, das er trägt, nicht freigeben.

Auch Schüchternheit kann die Ursache sein. Jedoch auch hinter der Schüchternheit verbirgt sich ein menschlicher Komplex, der den Patienten beeinflußt und das Unterbewußte und eventuell die Organe belastet.

Wer seinen Blick zur Wand richtet, der ist engstirnig. Er kann oder will nicht annehmen, auch nicht den Arzt und seine Hinweise und Verordnungen.

Wer durch das Fenster schaut, will von dem, was in ihm ist und wirkt, fliehen. Er will sich selbst und auch den Arzt nicht annehmen und nicht hören, was dieser sagt.

Wer den Patienten und dessen Seele ernsthaft durchforschen möchte, um auf die Ursachen der Krankheit zukommen, sollte auch die Sprechweise des Patienten beachten:

Schnelles Sprechen deutet auf Unsicherheit hin. Der Patient möchte etwas verbergen, das eventuell Aufschlüsse über die Unpäßlichkeit oder gar Krankheit geben könnte.

Übermäßig langsames Sprechen deutet auf Lethargie des Menschen hin. Ein solcher Mensch hat ein begrenztes Fassungsvermögen. Die Ursache im Körper kann Trägheit der Organe, Schlaffheit der Gefäße und der Gedärme sein.

Auch die Körperform deutet an, was im Unterbewußtsein oder in der Seele vorliegt.

Magere Menschen sind oft streitsüchtig, herrsch- und eifersüchtig. Alles, was mit „süchtig“ zu tun hat, sollte bei solchen Menschentypen beachtet werden.

Dicke Menschen neigen zu Trägheit des Gemüts, sie sind die bequemen Typen, die bei ihren Mitmenschen die Ursachen suchen, selten jedoch bei sich. Dicke Menschen scheinen oft gutmütig zu sein, doch in vielen Fällen täuscht das auf Grund der Trägheit.

Es täuscht also, wenn bei dicken Menschen von Gutmütigkeit gesprochen wird. In vielen Fällen trügt der Schein. Im Inneren sind sie meist ein Vulkan. Sie sind oft nur zu träge, um herauszulassen, was sie denken. Doch wenn sie förmlich herausplatzen, dann laufen diese Menschentypen rot an vor Zorn und Erregung. Das deutet auf eine sehr intensive Aktivität des Unterbewußtseins hin.

Die Röte oder gar das verstärkte Blau der Adern sagt dem Arzt nicht nur, daß das Unterbewußte überschäumt, sondern auch, daß er die Nerven und Zusammensetzung des Blutes, den Kreislauf und die Gefäße überprüfen sollte.

Auch die Farbe und die Form der Kleidung sagen dem Arzt, wo er beim Patienten beginnen kann, um herauszufinden, wo die Ursachen liegen.

Für den, der sich selbst kennt, ist jeder Mensch ein Spiegel. Jeder Mensch ist ein Spiegel, der aussagt, was der Mensch denkt, wie er lebt und wo die Ursachen der Krankheit oder der Unpäßlichkeit liegen.

Menschen, die selbst viel verdrängen, aber viel über ihre Nächsten nachdenken und sie verurteilen, sind sehr nachtragende Menschen. Sie sind mit ihren Gedanken sehr oft in der Vergangenheit. Sie grübeln über Dinge nach, die schon längst vergangen sind und sich nicht mehr ändern lassen. Trotzdem beschäftigen sie die längst vergangenen Ereignisse. Sie können die Vergangenheit deshalb nicht überwinden, weil sie den Menschen, die damals beteiligt waren, noch nicht vergeben haben.

Auf diese Weise schafft der Mensch Gedankenformen, die immer wieder auf ihn selbst Einfluß nehmen und seine schwachen Organe schädigen. Die Ursache ist: nicht vergeben wollen.

Auf solche Weise wird sehr intensiv das Unterbewußtsein des Betreffenden belastet. Am Tag ist die Reaktion des Unterbewußten kaum zu spüren. Doch des Nachts wird das Unterbewußtsein aktiv und nimmt auf die Organe Einfluß. Am Tag kann sich der Mensch kontrollieren. Gereiztheit oder Ausbrüche von Wut kann er unterdrücken. Doch des Nachts, wenn der Wille des Menschen weitgehend ausgeschaltet ist, dann wirkt das Unterbewußte viel stärker auf Seele und Mensch ein.

Angstträume, die sich in unterschiedlichen Traumbildern zeigen, kommen aus dem Unterbewußtsein. Sie können sich aber auch mit Ereignissen aus den Vorleben mischen, die in den Seelenhüllen registriert sind – denn auch die Seele ist des Nachts aktiver als am Tage.

So kommt die Gehirntätigkeit weder bei Tag noch in der Nacht zur Ruhe: Der Mensch ist Tag und Nacht gejagt. Sein Nervensystem ist aufgepeitscht.

Die Organe kommen nicht zur Ruhe und verschleißen entsprechend.

Der menschliche Körper ist eine Gottesgabe für die sich inkarnierende Seele. Deshalb sollte der menschliche Körper nicht als Objekt gesehen werden, an dem der Mensch seine Künste durch Versuche erproben darf.

Der Mensch ist ein Wesen aus Gott. Als solches sollte der Mensch gesehen und behandelt werden – also nach den Gesetzen Gottes und nicht nach Gesetzen, Lehrmeinungen und Vorstellungen dieser Welt.

Würde nicht die Mehrzahl der Menschen auf weltbefangene Ärzte und intellektuelle Meinungsmacher hören, die ihren Mitmenschen wenig Freiheit lassen, sondern ihnen ihr angelerntes Wissen und ihre Weisheit aufzwingen – und auf diese Weise viele ihrer Nächsten versklaven, das heißt abhängig machen von sich selbst und von Medikamenten und Drogen –, dann könnte in das Dunkel, in die Ursachen der Krankheiten und Nöte, Licht gebracht werden.

Oftmals werden Medikamente verordnet – oder dem Patienten zu einer Operation geraten –, die ihm mehr schaden als nützen. Muß der Patient durch Fehlentscheidungen des Arztes leiden, oftmals sein ganzes irdisches Leben lang, so fühlt sich der betreffende Arzt dem Patienten gegenüber selten schuldig.

Es gibt, vom Menschen aus gesehen, so viele Entschuldigungen in dieser Welt für die, die gewissenlos handeln. Die Zahl der Gewissenlosen ist erheblich. Sie bestärken und schützen sich immer wieder gegenseitig und umgehen in vielen Fällen das irdische Gesetz – das oft nur die Gutmütigen und Mittellosen überwacht und verurteilt, wenn sie das irdische Gesetz übertreten.

In dieser Welt ist solches möglich, jedoch nicht vor dem ewigen Gesetz. Spätestens nach dem Leibestod wird der Gewissenlose erkennen und erdulden müssen, was er an seinem Nächsten verursacht hat. Deshalb prüfe sich zuerst jeder selbst, bevor er an seinen Nächsten „Hand anlegt".

„Aus dem Gleichgewicht kommen" und die Folgen

Der menschliche Körper ist mit einer Waage zu vergleichen: Die Mitte des Körpers, den wir als Waage betrachten, ist das Verdauungsorgan und das Sonnengeflecht. Sie sorgen für den Ausgleich der Waage, das heißt des Menschen.

Wird das Verdauungsorgan mit schwerer und reichlicher Nahrung belastet, dann wirkt sich dies in der unteren Körperhälfte aus. Mehr Blut, als normalerweise gut ist, wird vom Verdauungsorgan angezogen. Der Körper wird im unteren Bereich schwer, im oberen Bereich träge, die Gehirnzellen werden müde.

Dieses ungleiche Verhältnis wirkt sich sodann im Sonnengeflecht aus. Das zentrale Nervensystem verkrampft sich. Der Mensch ist gereizt, und, entsprechend seiner Mentalität, löst die Verkrampfung Müdigkeit oder Aggressivität aus.

Auch scharfe Gewürze und scharfe Getränke bewirken, daß die Waage, der Mensch, aus dem Gleichgewicht gerät.

Jede Störung der Waage wird vom Unterbewußtsein registriert, denn jede Störung ist eine Gedankenaktion. Die dort gespeicherten Eindrücke, Wünsche und Vorstellungen werden dadurch aktiver und wirken verstärkt auf den Menschen ein.

Der müde oder aggressive Mensch erinnert sich sodann an Dinge und Geschehnisse, die unter Umständen weit zurückliegen und an die er sich kaum mehr erinnern konnte. Durch die Disharmonie der Waage, des Menschen, wurde das, was im Unterbewußtsein am Erlöschen oder Austrocknen war, wieder aufgefrischt.

Macht sich der Mensch nun über diese Erinnerungen länger Gedanken, ärgert er sich aufs neue, dann kommt erneut eine Frustration in ihm auf, ähnlich wie früher. Er frischte das Alte, schon längst Vergangene, wieder neu auf. Das aktive Unterbewußtsein nimmt sodann auf den Körper und die Organe Einfluß und stört eventuell auch gut funktionierende Organe.

Auf diese Weise kann auch die Zusammensetzung des Blutes verändert werden, weil über die verkrampften Nerven die sogenannten Nervengifte in den Körper und in die Blutbahn ausgeschieden werden. Der Körper erkrankt. Der Mensch hat ihn vergiftet, weil er vergiftende Gedanken bewegte und bewegt. Hier waren die auslösenden Ursachen schwere, reichhaltige oder scharfe Kost und scharfe Getränke.

Der Körperrhythmus veränderte sich. Der Organismus fiel in niedere Schwingung. Das Unterbewußte wurde dadurch aktiv. Der Mensch begann, immer wieder über die Vergangenheit nachzudenken und nachzugrübeln.

Gedanken sind Kräfte; sie wirken auf den Körper ein.

Die Wirkung war und ist Unpäßlichkeit, Krankheit oder ein Schicksalsschlag.

Damit die sieben Grundkräfte im Menschen wirksam werden können, muß sich zuerst der Mensch auf ein positives Leben umstellen. Er muß sich diesen Kräften zuwenden, damit sie in ihm das vollbringen, was er sich wünscht: Gesundheit, Glück, Frieden und Harmonie.

Deshalb beginne jeder zuerst bei sich selbst.

Alles Reine verschenkt und verströmt sich. Unreines bindet und schafft nur für sich. Daraus gehen Egoismus, Einengung, Unfrieden und Streit hervor.

Deshalb, o Mensch, sei wachsam und nütze jeden Augenblick! Wer Menschen belehren und führen möchte, trägt für sie die Verantwortung. Menschen, die also ihrem Nächsten mit Rat und Tat zur Seite stehen, tragen für das, was sie aussprechen und tun, gegenüber Gott und ihren Mitmenschen die Verantwortung. Wer seinem Nächsten mit Rat und Tat zur Seite stehen möchte, der sollte aus dem Einfluß der Reinigungsbereiche Ordnung und Wille herausgefunden haben.

An die Ärzte, Chirurgen und Heilpraktiker: Gespräch zwischen Arzt und Patient – Gemeinsames Erstellen der Diagnose – Seelische Ursachen – Der Körperrhythmus – Naturheilmittel, Potenzen – Harmonie bei Ärzten und Pflegepersonal – Ausstattung der Klinik – Milieuveränderung als Verordnung – Positive Atmosphäre der Klinik – Harmonische Musik und Körperübungen – Die Schwerkranken – „Häuser der Gesundheit“ – Lebensberatung durch Menschen des Geistes

Ich, der offenbarende Geist, Christus, möchte die Ärzte und Chirurgen dieser Welt ermahnen und ihnen folgende Ratschläge geben:

Seid vor allem bestrebt, die Gedanken der Patienten zu erforschen!

Beobachtet ihren Körperrhythmus, bevor ihr Medikamente verschreibt oder operative Eingriffe vornehmt!

Am äußeren Erscheinungsbild des Patienten kann der wache Arzt erkennen, ob Probleme, Schwierigkeiten oder Komplexe, Depressionen oder Disharmonien vorliegen. Liegt diesbezüglich etwas zugrunde, dann sollte der Arzt gemeinsam mit dem Patienten erforschen, was eventuell im Unterbewußtsein oder als Entsprechung in der Seele liegt – soweit das durch Gespräche bewußt gemacht werden kann. Erst dann sollte der Arzt Medikamente verschreiben.

Das beste Medikament, das ein Arzt seinem Patienten mitgeben kann, sind positive, aufbauende Gedanken und Worte. Von einem Arzt gegeben, können sie beim Patienten so manchen Komplex, so manche Depressionen oder Minderwertigkeitskomplexe lösen.

Auch Sorgen, Nöte, Disharmonien und ähnliches lösen sich, wenn der Arzt in rechter Weise auf den Patienten eingeht.

Ich appelliere an die Ärzte und Heilpraktiker: Gebt Mir, dem Geist, die Möglichkeit, in den Patienten, in Meinen Menschenkindern, aktiver zu werden!

Allen Ärzten und Heilpraktikern sei noch einmal an das Herz gelegt: Belehrt die Patienten über die Kraft positiven Denkens und über die Heilkräfte in Seele und Leib! Gleichzeitig könnt ihr Naturheilmittel verordnen, allerdings niedere Potenzen, die vor allem das Nervensystem entspannen und stützen.

Greift also nicht sogleich zu schweren Medikamenten und zum Skalpell! Erforscht zuerst das Unterbewußtsein des Menschen und seine seelischen Entsprechungen, das, womit er sich in Gedanken plagt und konfrontiert, und ergründet, welche Ursachen im Unterbewußten und im seelischen Bereich vorliegen.

Voraussetzung ist jedoch, daß Ärzte und Heilpraktiker zuerst sich selbst erforscht haben und sich selbst kennen – durch die Kraft der Verwirklichung.

Jeder Mensch besteht aus Geist, Seele und Körper. Wer nur den Körper behandelt, der beläßt Ursache und Wirkung in der Seele. Was in der Seele bleibt, kommt wieder in den Körper. Wann? Die Zeit bestimmt die Konstellation der Planeten – und der Mensch selbst. Ist ein Teil der Seelenschuld im Unterbewußten und dort noch nicht aktiv, dann bestimmt der Mensch, wann eine physische Krankheit zum Durchbruch kommt. Seine Empfindungs- und Gedankenwelt ist ausschlaggebend, aber auch sein Verhalten im täglichen Leben, wieviel Körperenergien er unnütz abgibt durch unkontrolliertes Sprechen oder durch hektisches Verhalten.

Die Natur verschenkt sich mannigfaltig in Kräutern und Heilkräutern. Sie sind dem Menschen von Gott gegeben, um seinen Körper gesund zu erhalten.

Die Heilkräuter – als Tee oder Potenzen verabreicht – sind aber letzten Endes bei Krankheit nur Hilfsmittel, nur Stützen. Sie wirken zum Teil wohl auch auf den seelischen Bereich ein, doch eine Seelenschuld können sie nicht aufheben.

Hohe Potenzen dagegen vermögen eine Seelenschuld zu beeinflussen – und sie eventuell früher zum Ausfließen zu bringen, als es gesetzmäßig ist. Das bedeutet, daß Seele und Leib darunter mehr zu leiden haben, als ihnen geholfen wird. Dieses Handeln ist nicht gesetzmäßig.

Solange der Mensch Heilkräuter zur Heilung von Krankheiten benötigt, soll er sie nehmen; er soll sich jedoch nicht darauf allein stützen, weil die Ursache der Erkrankung im falschen Denken und Leben liegt.

Wer aus den Heikräutern bewußt die geistigen Essenzen aufnimmt – kraft seiner Empfindungen und Gedanken – und sein Leben positiv gestaltet, der bewirkt, daß auch seine Seele mit Leben und Kraft erfüllt wird.

Eine Seelenbelastung jedoch kann durch Heilkräuter nicht aufgehoben werden: Dazu muß der Mensch das Seine tun durch ein gottgewolltes Leben.

Meide auch Gedanken der Furcht.

Erkenne: Was nicht in deiner Seele liegt, kann dich auch nicht treffen – es sei denn, du handelst fahrlässig.

Ist deine Seele weitgehend gereinigt, liegen keine dunklen Schatten in ihr – die Entsprechungen sind und den Magneten für Gegensätzliches bilden –, dann kann dir auch nichts Gegensätzliches widerfahren.

Anders ist es, wenn du mit mehreren Menschen durch einen geistigen Auftrag verbunden bist, dann hat der Auftrag Priorität, und es heißt für dich im besonderen: Einer trage des anderen Last.

Ist in dir nur Lichtes und Helles, dann wirst du auch nur Lichtes, Helles und Freundliches anziehen. Sowohl das Reine als auch das Unreine in dir ist ein Magnet. Das Reine zieht nur Reines, das Unreine nur Unreines an.

Ich gebe einen Merksatz für alle Suchenden:

Nicht das Wissen dieser Welt macht aus dem Menschen einen Weisen.

Nur die Erkenntnis und Erfüllung der geistigen Gesetze erleuchten den Menschen und lassen ihn zum bewußten und gesunden Kind Gottes werden, zum wahren Weisen.

Ein weiterer Merksatz für Ärzte und Heilpraktiker:

Wer seinem Nächsten wahrlich helfen möchte, der soll sich zuerst selbst helfen, indem er die in ihm wirkenden Geistkräfte entwickelt und sie für seinen Nächsten nutzbar macht.

Wer das begriffen und verwirklicht hat, der wird dem Patienten nicht nur Medikamente verschreiben oder den Organismus durch Medikamente ruhigstellen. Er wird den Heilungsuchenden aufklären, daß Gedanken, Worte, Farben, Formen, Töne, leichte Körpergymnastik und Meditation die gewünschte Ruhe und Harmonie bringen - und gleichzeitig wird er das Nervensystem mit Naturheilmitteln entspannen und den Körper stützen. Diese Ganzheitstherapie wirkt für Seele und Leib.

Menschen, die sich in der Schule des Geistes befinden, die in der Verwirklichung der Gesetze leben, könnten den Ärzten und Chirurgen eine große Hilfe sein.

Menschen des Geistes sehen tiefer und können oft erkennen, woran es beim Patienten wirklich mangelt und wo der Arzt mit der Diagnose ansetzen muß, damit der Heilungsuchende Linderung und

Heilung seiner Leiden erlangen kann. Unumgänglich ist jedoch, daß der Heilungsuchende selbst mithilft, die Ursachen seiner Unpäßlichkeit oder Krankheit zu ergründen und zu lokalisieren. Nicht der Arzt allein kann die Diagnose stellen, sondern Arzt und Patient gemeinsam erstellen die Diagnose.

Hat sich das Nervensystem eines Patienten beruhigt und stabilisiert, dann können auch die Symptome, die Körperanzeichen und Signale, präziser erforscht werden. Jeder aktive Körper gibt Anzeichen dafür, wo und woran es ihm mangelt.

Wer die Sprache seines eigenen Körpers, die Sprache der Organe und Zellen, zu verstehen gelernt hat, der kann auch die Körpersprache seines Nächsten deuten, die Sprache der Organe und Zellen. Der lebende Organismus gibt durch Zeichen und Signale selbst Antwort, wo die Ursache seiner Erkrankung liegt und wie sie eventuell behoben werden kann oder was getan werden soll, damit Linderung und Heilung erzielt wird.

Auch der Körperrhythmus gibt Hinweise auf Störungen im Körper. Er ist unter anderem das Barometer der Seele und des Leibes. Sowohl der Arzt als auch der Heilpraktiker können sich daran orientieren, um richtig zu diagnostizieren.

Der Körperrhythmus des Menschen deutet an, ob durch den Menschen viel oder weniger Lebenskraft strömt. Der Klang des Nervensystems und der Organe bildet den Körperrhythmus.

Die vielfältigen Arten der Pflanzen, Kräuter, Blumen, Bäume und Sträucher haben ebenfalls ihren speziellen Rhythmus, einen kosmischen Ton – entsprechend ihrer geistigen Entwicklung.

Ist der Körperrhythmus des Heilungsuchenden nicht weitgehend in Übereinstimmung mit dem Rhythmus der Natur oder eines bestimmten Heilkrautes, dann kann die Natur und auch die Heilpflanze nicht in dem Maße im erkrankten Organ wirken, als wenn die Rhythmen des menschlichen Organismus und der Heilpflanze in Einklang wären.

Der gesamte Organismus ist Melodie.

Jedes Organ hat einen speziellen Ton. Alle Organe zusammen, auch Drüsen und Hormone, ergeben die Körpermelodie. Der Körperrhythmus entspricht dem Körperklang.

Die Töne der Organe sind mit menschlichen Ohren und Instrumenten nicht erfaßbar. Der Körperrhythmus jedoch ist sichtbar und letzten Endes auch hörbar. Ein unruhiger Mensch macht um sich viel Getöse. Ein ruhiger ist in sich gekehrt und macht um seine Belange wenig Aufsehen.

Ruhige Menschen, deren Bewußtsein durch Verwirklichung der ewigen Gesetze geschult ist, sind wache, konzentrierte und aufnahmefähige Menschen. Ruhige, auf Gott ausgerichtete Menschen erfassen in einem Augenblick mehr, als ein lauter Mensch oftmals in mehreren Stunden oder gar Tagen und Jahren nicht begreifen kann.

Menschen des Geistes sind auch in der Lage, die materiellen und geistigen Substanzen der Kräuter zu erfassen und aufzunehmen, weil sie ausgewogen und nach innen gekehrt sind. Deshalb haben sie auch einen harmonischen Körperrhythmus, der dem Rhythmus der Natur gleicht.

Wer sich die kosmischen Kräfte nutzbar machen möchte, die in der Natur, in allem Sein wirksam sind, der muß zuerst gewillt sein, sein Leben zu ändern und sich auf die kosmischen Kräfte, auf die Gesetze der Unendlichkeit und der Natur, auszurichten. Auch hier gilt: Gleiches zieht Gleiches an. Hohe Kräfte stärken und befruchten sich gegenseitig. Heruntertransformierte menschliche Energien von Sein-, Besitzen- und Habenwollen wirken zerstörend und schwächend.

Die Ausrichtung und das Ziel sind entscheidend. Ist der Mensch nicht im Rhythmus der Natur, lebt er an den Naturgesetzen vorbei, dann können die Naturheilmittel für ihn nur eine geringe Hilfe sein.

Würden Ärzte, Chirurgen und Heilpraktiker Mein ewiges Gesetz befolgen, dann könnten sie wahrlich Diener des Geistes am Menschen sein.

Diese Welt braucht geistig erwachte Menschen als Naturärzte, die aus der Natur schöpfen und sich der Kräuter der Natur bedienen, um ihrem Nächsten zu dienen und zu helfen. Würden Ärzte, Chirurgen und Heilpraktiker den Menschen des Geistes mehr Platz in ihrer Mitte einräumen, dann wären die Hospitäler freundlicher, die Operationssäle kleiner, die Gymnastik- und Meditationsräume jedoch größer. Dann gäbe es in den Hospitälern Christusheiler, welche die Menschen, Meine Kinder, zu der ihnen innewohnenden Christuskraft, der inneren

Heilkraft, führen und die Geistkraft in ihnen zur verstärkten Tätigkeit anregen würden.

Jeder Mensch sehnt sich - mehr oder weniger, je nach Bewußtsein - nach Schönheit und einer freundlichen Umgebung; das ist seelisch bedingt. Das Geistwesen - belastet Seele genannt - kam aus der Reinheit und Schönheit. Es besitzt sämtliche harmonischen Kräfte der Liebe und Weisheit. Das Göttliche in der Seele erinnert den Menschen an das Vollkommene, an die Reinheit und Schönheit der Himmel. Von dort ist das Geistwesen hergekommen, und dorthin wird es zurückkehren durch Mich, den Christus. Diese Impulse überträgt die Seele dem Menschen, der sich sodann am Harmonischen und Schönen aufbauen möchte. Deshalb sollte sich der Mensch keine Zwänge auferlegen, indem er meint, wenn er zur Geistigkeit erwacht ist, müßte er in Höhlen oder halbzerfallenen Häusern wohnen.

Viele Menschen meinen, wer zur inneren Kraft, zur Geistigkeit erwacht ist, bedürfe nicht mehr der äußeren Dinge. Das ist ein Irrtum. Es heißt: so wie im Inneren, so auch im Äußeren. Hier ist nicht Luxus gemeint, sondern alles Schöne, Edle und Natürliche, das heißt das, was auch möglich ist.

Wer die Erde betrachtet, der erkennt die Üppigkeit und Vielfalt, in der sich das Göttliche zeigt. Gott schuf die Erde mit ihren Farben und Formen, mit ihren Mineralien, Pflanzen und Tieren, damit sich der Mensch daran erfreue und seine Seele in immer schönere und reinere Bereiche erhebe.

Menschen des Geistes sollen ihre Umgebung schön und freundlich gestalten, jedoch nicht in Luxus und Überfluß leben.

Wie der Mensch denkt, so lebt und wirkt er. Ähnlich ist es auch mit seiner Umgebung bestellt. Harmonische Farben, Formen und Töne sind für den Menschen lebensnotwendig. Sie wirken auf Seele und Mensch positiv ein und gestalten sein Leben harmonisch. Mancher negative und grüblerische Gedanke schwindet bei der Betrachtung eines schönen Gemäldes oder einer schönen Landschaft oder eines harmonisch ausgestatteten Raumes.

Harmonie ist das Leben des menschlichen Körpers.

Lebt der Mensch in beständiger Disharmonie, dann verkürzt er selbst sein irdisches Leben. Durch Disharmonie sterben die Zellen in bestimmten Bereichen des Körpers schneller ab. Dadurch ist die Neubildung von Zellen nicht immer in dem notwendigen Maße gewährleistet. Das führt zu erheblichen Komplikationen im Organismus, weil die frischen Zellen sodann mehr leisten müssen. Das führt zu einer Schwächung der Organe.

Disharmonische Schwingungen wirken auch auf die Gene, die Erbanlagen, ein und wecken unter Umständen Anlagen, die nicht zum Wohle des Betreffenden sind und eventuell nicht hätten erfahren und erlebt werden müssen, wenn der Mensch gesetzmäßig gelebt und gehandelt hätte.

Jeder ist also der Gestalter seines Lebens und der Erbauer seines Schicksals.

Harmonie verlängert das irdische Leben. Disharmonie verkürzt das irdische Leben.

Deshalb sollte insbesondere in den Kliniken großer Wert auf harmonische Farben, Formen, Töne und Düfte gelegt werden.

Kranke, bettlägerige Menschen haben viel Zeit. Sie nehmen die Umgebung viel intensiver wahr als gesunde, die sich nur kurzzeitig in den Räumen aufhalten. Auch sind kranke Menschen ganz allgemein für die Umgebung viel aufnahmefähiger als gesunde. Sie registrieren nicht nur das Harmonische oder die Dissonanzen. Sie nehmen sie auch tief in ihr Inneres auf.

Harmonien, die sich in Farben, Formen, Düften und Klängen ausdrücken, sind Labsal für die Seele. Daran baut sich die Seele auf. Das ist ihr Leben. Sie erinnert sich an die ewige Heimat. Durch diese Erinnerung setzt sie sodann positive Kräfte frei, wie Freude, Hoffnung und Zuversicht. Das sind die besten Medikamente für den Organismus.

Das Hinscheiden des physischen Leibes liegt schon im ersten Schrei des Neugeborenen begründet. Dem menschlichen Körper ist - entsprechend dem Seelenzustand und der seelischen Belastung - eine Zeitspanne eingeräumt. Jedoch der einzelne selbst entscheidet durch sein Denken und Leben, ob sein irdischer Leib vorzeitig hinscheidet oder die Grenze des möglichen Alters erreicht - oder ob er gar die Gnade erlangt, länger im Zeitlichen zu leben, was für ihn sodann eventuell eine Wiedereinverleibung ausschließt. Denn was auf Erden in Jahren abgetragen werden kann, das ist im Zeit- und Raumlosen oft erst in einem sehr langen Abtragungszyklus möglich.

Deshalb, o Mensch, bemühe dich, ein harmonisches Leben zu führen. Beobachte dein Verhalten und reagiere gesetzmäßig, wenn menschliche Gedanken wie Haß, Neid, Zwietracht, Eifersucht und Gedanken an die Vergangenheit deine Seele und deinen Organismus erschüttern wollen.

Ausgeglichene Menschen wirken auf ihre Mitmenschen wie die ersten Strahlen der Frühlingssonne oder wie mehrere kosmische Sonnen.

Durch die Ausgewogenheit eines auf Gott ausgerichteten Menschen kann auch der Nächste, der ihm begegnet, der mit ihm zusammentrifft, das Gleichmaß wiederfinden. Es kommt also immer darauf an, wie du selbst deinem Nächsten begegnest, nicht, wie der Nächste dir begegnen soll. Wer Harmonie sucht, der wird auch Harmonie finden.

Das Maß an Harmonie, das du ausstrahlst, wirkt auch auf deinen Nächsten ein. So wie Streit und Zank ansteckend sind, so ist auch Harmonie übertragbar.

Harmonie der Ärzte, des Personals und in der Ausstattung der Hospitäler bewirkt in Seele und Körper des Heilungsuchenden Hoffnung, Zuversicht und Frieden.

Wer Harmonie erlangt hat, wird allmählich von innen heraus geführt. Er sucht nicht mehr nach Beweisen. Er hat den Beweis in seinem Inneren.

Wer von innen nach außen Harmonie strahlt, der ist Mir, dem Ewigen, nahe.

Menschen der Welt, deren Sinne nach außen gerichtet sind, suchen beständig nach Beweisen. Ohne Beweise können sie kaum etwas akzeptieren. Sie sprechen und diskutieren stundenlang über das, was sie letzten Endes doch nicht verstehen können. Dabei vergeuden sie viel Lebensenergie. Wer diskutiert, ist von dem, was er seinem Mitmenschen entgegnet, selbst nicht überzeugt.

Ein wahrer Wissender ist ein Weiser. Er diskutiert nicht, er weiß. Nur Unwissende diskutieren. Diskussionen gehen an den Lebensnerv. Sie kosten allen Beteiligten viel Lebensenergie.

Menschen, die nur auf die Materie bezogen sind, wollen ihre Meinungen durchsetzen und ihr Wissen anerkannt sehen. Dabei verkrampft sich immer mehr der Organismus. Denn sobald der Mensch von sich aus etwas möchte, fügt er sich selbst Gewalt zu.

Durch Diskussionen entstehen auch Gedankengebäude unvergleichbaren Ausmaßes. Diese Gedankengebäude zehren wiederum am Lebensnerv der Beteiligten und veranlassen oftmals einen sensiblen und nervlich geschwächten Menschen zu Gewalttätigkeiten und weiteren Ausschreitungen, bis hin zur Unsittlichkeit.

Ausschreitungen und Tätlichkeiten, die in manchen Fällen nach einer heftigen Diskussion geschehen, deuten auf mangelnde Energie hin. Der Mensch hat durch unwesentliches Sprechen, durch die Diskussion, viel Lebenskraft vergeudet. Entzug der Lebenskraft bewirkt Verkrampfung. Die Verkrampfung drängt sodann zur Entladung, zur Entspannung. Der Mensch wird entweder tätlich oder schafft sich die Entspannung durch Ausschreitungen vielfältiger Art.

Wer jedoch mit seinen Lebensenergien sparsam ist, der wird für höhere Lebenskräfte sensitiver.

Der Weg zur Geistigkeit, zur Durchlässigkeit für höhere Werte, bewirkt ein ausgewogenes, harmonisches und selbstloses Leben.

Wie Ich schon offenbarte, werden Menschen, die in der Wandlung vom Menschlichen, Materiellen zum geistig Höheren stehen, sich auch in Bezug auf ihr Äußeres, auf Kleidung und Wohnung wandeln.

Menschen des Geistes kleiden sich ordentlich und sauber. Die Töne ihrer Kleidung sind harmonisch aufeinander abgestimmt. Sie bevorzugen lichte und leichte Stoffe, so wie ihr Inneres licht, leicht und sonnig ist.

Das gleiche vollzieht sich in ihren Wohnungen und Häusern. Auch dort wird sich vieles ändern, wenn der Mensch vom Materiellen zum Geistigen erwacht ist, wenn das Innere Licht allmählich nach außen strahlt und im Äußeren seinen Ausdruck finden möchte. Die Wohnungen und Häuser geistiger Menschen werden lichter, die Möbel zierlicher und heller.

Wie es mit dem Mensch in seinem Inneren bestellt ist, auf gleiche oder ähnliche Weise stellt er im Äußeren sich selbst und seine Umgebung dar.

Kleidung und Wohnung spiegeln das Innere eines Menschen wider. Nicht der Luxus ist ein Zeichen innerer Schönheit, sondern die Schlichtheit der

Kleidung und der Wohnung und ihre hellen, lichten Farben und Formen. Der Mensch zeigt im Äußeren, wie es mit ihm im Inneren bestellt ist.

Mit dieser Wiederholung richte Ich einen erneuten Appell an die Ärzte.

Um das Leben der Patienten harmonisch zu gestalten und eine tiefe Harmonie von Seele und Leib zu erlangen, soll nicht nur der Aspekt der Medikamente Beachtung finden. Es muß vielmehr die Harmonisierung der Seele bedacht werden.

Der Arzt sollte umdenken und z.B. seinen Patienten zur Unterstützung des Heilwerdens auch lichte und helle Kleidung empfehlen. Die Farben sollen harmonisch aufeinander abgestimmt sein. Auch ein Wohnungswechsel oder eine neue Einrichtung, neue Tapeten verändern die Stimmungslage des Patienten. Auch wäre eine Milieuveränderung anzuraten.

Gerade ein Milieuwechsel ist oftmals ausschlaggebend: Die neue Umgebung erweckt sowohl im gesunden als auch im kranken Menschen eine völlig andere Denkweise. Kommt er aus den Gedankenkomplexen heraus, die an Tapeten, Möbeln und den Kleidern und Gegenständen aller Art haften, die ihn beeinflussen und entsprechend stimulieren, dann erschließt sich ihm eine andere Welt. Eventuell erwachen positive Gedanken und bewirken Harmonie in Seele und Leib.

Die immer gleichen Eindrücke, das alte Milieu, wirken beständig auf den Menschen ein und erinnern ihn an die Vergangenheit oder an Geschehnisse, die er oft nur durch Milieuwechsel – oder durch eine vollkommene Umgestaltung des Altgewohnten – überwinden kann.

Eine Veränderung der äußeren Umstände ist oftmals heilsamer als jedes Medikament, oder sie bewirkt, daß Medikamente oder Naturheilmittel wirksam werden können.

Auch über die Wirkungen der Düfte sollte die Menschheit unterrichtet sein, vor allem der Arzt, damit er in dieser Richtung ebenfalls auf den Patienten eingehen kann.

Durch schwere Duftstoffe kann eine schon bestehende Sentimentalität dazu führen, daß der Mensch lebensmüde wird.

Düfte machen sich in Seele und Mensch bemerkbar. Sie könnten unter anderem das Nervensystem stören oder gar schädigen. Deshalb sollten die künstlichen Düfte nur bedingt und in kleiner Dosis angewendet werden.

Erkennet: Einer gesunden und lichten Seele entströmt auch ein angenehmer Hauch des Inneren Lebens, der Duft aus dem reinen Sein, weil die Seele licht und hell geworden ist.

Somit läßt auch der Körpergeruch auf die Beschaffenheit der Seele schließen.

Lernt der Mensch gesetzmäßig zu denken, dann wird er auch gesetzmäßig leben.

Das Leben als Ganzes ist Melodie und Duft. Seele und Mensch duften entsprechend ihrem Denken und Leben.

All diese Hinweise sind Lebensanweisungen, um gesund zu bleiben oder gesund zu werden. Sie haben auch für Ärzte Gültigkeit - die eine große Verantwortung für das Wohl oder Wehe ihrer Patienten tragen.

Würden die Hospitäler freundlicher gestaltet werden und nicht nur den Eindruck von Krankheit, Leid und Siechtum erwecken, dann gäbe es auch in diesen Häusern viel mehr frohe, positiv eingestellte Menschen. Dann wären es Häuser zur inneren Erkenntnis und inneren Erbauung. Auf diese Weise fänden die Patienten zu einer positiven Einstellung zu ihrer Krankheit und könnten vieles annehmen und tragen.

In den Kliniken dieser Welt wird nur von Krankheit und Leid gesprochen. Dadurch baut sich eine Atmosphäre von Krankheitsschwingungen auf, von Ängsten und Sorgen. Diese Schwingungen haften an den Gegenständen, an den Betten, Stühlen, Schränken und Geräten. Sämtliche Räume, einschließlich des Operationssaals, sind davon infiziert. Das Gebäude und die Umgebung strahlen aus, was in den Räumen in Gedanken, Worten und Handlungen vor sich geht.

Auch die Furcht vor dem Tod zieht Gefahren an. Die Angst vor dem Tod kann bewirken, daß der Operateur nervös wird und falsche Entscheidungen trifft oder bei der Operation Fehler begeht, die zum Hinscheiden führen können.

In einer Klinik kann keine aufbauende, positive Kraft entwickelt werden, wenn die Ärzte und die Schwesternschaft keine energetisch aufbauende und motivierende Ausstrahlung haben, wenn für sie die Patienten nur ein Objekt sind – oder wenn diese gar Gefangene ihrer Vorstellungen, Anweisungen und Gepflogenheiten sind.

Wo keine Gemeinschaft ist zwischen Arzt und Patient, dort kann auch keine innere Kommunikation entstehen. Das Objekt Mensch sagt „ja" zur Respektsperson, dem Arzt, und baut im Stillen, voll Angst und Sorge, die Gedanken an ein eventuelles Hinscheiden auf.

Der sogenannte Tod ist für viele von Geheimnis umwittert, weil nur wenige Menschen richtig gelebt und sich die Frage nach dem Sinn des Lebens gestellt haben. Nur wenige befassen sich während ihres Lebens mit dem Hinscheiden, mit dem Woher und Wohin. Wer sich ernsthaft damit auseinandergesetzt hat, indem er Tag für Tag so lebt, daß er jederzeit hinübergehen kann, der wird auch den Augenblicken einer kritischen Situation – z.B. in der Krankheit – seine Seele und seinen ganzen Körper so sensibilisieren, daß der Arzt dadurch angeregt wird und die richtige Entscheidung trifft. Es liegt also in vielen Fällen am Arzt und am Patienten, ob die Krankheit mit dem irdischen Tod oder dem irdischen Weiterleben endet.

Gehen von Kliniken und Hospitälern nur Leid, Angst, Siechtum und Furcht vor dem Tod aus, so kann dort keine positive Kraft einziehen – und daher auch nicht wirksam sein.

Gerade von Kliniken und Hospitälern müßte eine positive Atmosphäre ausgehen, die auf den Heilungsuchenden beruhigend, aufbauend und kräftigend einwirkt. Da es jedoch in vielen Kliniken und Hospitälern an geistig wissenden Ärzten, Helfern und Schwestern mangelt, so sind solche Häuser oft Orte des Schreckens.

Würden Ärzte und Personal geistig denken, leben und handeln, so würden in vielen Fällen Naturheilmittel genügen, die den Körper wieder zur Selbstheilung durch den Geist anregen. Es könnte also in vielen Fällen ein Eingriff in den Organismus, eine Operation, vermieden werden.

Noch einmal möchte Ich auf die Körperübungen hinweisen, über die Ich Mich schon offenbart habe:

Einen sehr guten Beitrag zur Gesundheit bewirken die harmonischen Körperübungen mit entsprechender harmonischer Musik.

Harmonische Musik in Verbindung mit Körperübungen und vor allem positives Denken fordert die Zellverbände auf, vermehrt Lebenskräfte anzunehmen, sich zu aktivieren und den Körper zu stabilisieren. Dadurch werden auch die Quanten in der atomaren Struktur Mensch angeregt und bewirken, was schon offenbart ist, daß der Mensch mehr Geistkraft durch Mich, den Inneren Arzt und Heiler, empfängt.

Das harmonische, gesetzmäßige Einwirken auf Seele und Mensch bewirkt eine höhere Vibration der

Zellen und der Muskeln. Es bewirkt im physischen Körper auch die Normalisierung und Stabilisierung des Kreislaufes. Dadurch finden die Seele wie auch der Leib in einen gehobenen Körperrhythmus, in höhere Schwingung.

Befinden sich Seele und Körper in Harmonie, dann ist der Mensch auch aufnahmebereit für die geistige Lebensberatung und für die geistigen Heil- und Lebenskräfte.

Würden Seele wie auch Leib mit diesen einfachen Methoden für die höheren Lebenskräfte, für die Geistkräfte im Menschen, aufbereitet werden, dann könnte der Mensch in vielen Fällen eine positive Einstellung zu seiner Krankheit und zur Umwelt gewinnen.

Durch diese einfachen Hilfen kann unter Umständen ein verzagter Mensch wieder das seelische und physische Gleichgewicht erlangen und in die Harmonie mit seiner Umwelt finden. An die Stelle von Gedanken an Krankheit und Leid treten sodann Zuversicht, Hoffnung, Dankbarkeit und der Wille, wieder ganz gesund zu werden. Das ist die rechte Motivation für die Zellstruktur, den Zellenstaat, der sich sodann durch Meine ewige Kraft aktiviert und bereit ist, Meine Heilströme zu empfangen.

In vielen Hospitälern fehlen auch aufklärende Vorträge über die Kraft des positiven Denkens und auch entsprechende Literatur.

Die Kraft der Gedanken ist mannigfältig. Wer seine Gedanken richtig anzuwenden weiß, der wird schöpferisch, sensitiv, gesund und glücklich.

Wie schon offenbart, sind positive, hohe und edle Gedanken die beste Medizin. Würde man den Körper durch entsprechende harmonische Musik und gezielte Körperübungen aufbereiten, könnte so manchem Patienten viel erspart bleiben.

Der physische Leib ist ein „Bewegungskörper“ und bedarf als Therapie auch der Bewegung in frischer Luft oder in harmonisch ausgestatteten Räumen; denn Farben, Formen und Töne wirken zusammen auf Seele und Mensch ein.

Besondere Beachtung und Pflege sollten die Schwerkranken finden. Viele Menschen tragen schwer unter der Last einer Seelenschuld, die sich im Körper auswirkt. Gerade sie bedürfen besonderer Zuwendung und Hilfe.

Fließt eine Seelenschuld aus, dann leidet nicht nur der Mensch, der Körper, sondern auch die geschwächte, in dieser Zeit energiearme Seele. Je mehr selbstlose Zuwendung der Mensch von seinem Nächsten empfängt und ein geliebter Mensch am Leben des Patienten teilnimmt, um so sinnvoller wird wieder das Dasein des Hilfe- und Heilungsuchenden. Der selbstlose Dienst wird auch von der leidenden Seele dankbar angenommen.

Sowohl dem Personal der Kliniken als auch den betroffenen Familienmitgliedern sei geraten, die Schwerkranken in den Ablauf des Tagesgeschehens mit einzubeziehen. Es wäre gut, den Kranken, auch den Schwerkranken, kleinere oder größere Aufgaben zu geben, je nach Intensität des körperlichen

Leidens. Dadurch spüren sie, daß sie noch gebraucht werden.

Auch Schwerkranke sollten an den aufbauenden Kräften, die durch harmonisierende Musik und harmonische Körperübungen entstehen, teilhaben. Wenn Schwerkranke bettlägerig sind, können sie trotzdem in angenehme Musik- und Gymnastikräume transportiert werden, die zugleich auch Meditationsräume sein sollen. So können die bettlägerigen Patienten an den Körperübungen der Mitpatienten teilhaben: Seh- und Gehörsinn registrieren die Bewegungen und die harmonischen Klänge. Harmonische Klänge werden von der Muskulatur und den Zellen, vom gesamten Organismus des Menschen wohltuend aufgenommen, und sie reagieren automatisch auf die harmonischen Klänge, die Vibrationen in Muskeln und Zellen auslösen. Diese harmonischen Vibrationen sind gleichsam eine innere Massage, die Nerven und Organe entspannt und im Menschen die positiven Kräfte aktiviert: Hoffnung, Zuversicht und Gedanken des Heilseins können die Folge sein.

Auch die energiearme Seele nimmt dankbar die Schwingungen der harmonischen Klänge und der Bewegungen des Körpers auf – oder auch nur die Vibration der Muskeln. Die Schwingungen der Musik und die Bewegungen der Mitpatienten bewirken, daß auch die atomare Struktur der Seele und des Leibes des Schwerkranken in höhere Vibration gelangt. Das bewirkt auch bei ihm einen seelisch-physischen Ausgleich.

In vielen Kliniken dämmern die Schwerkranken dahin. Es werden ihnen schmerzstillende und beruhigende Medikamente verabreicht. Oftmals sind solche Menschen nur noch Versuchsobjekte derer, die den irdischen Leib als das Wesentliche ansehen und von der Seele, die alles registriert, wenig oder gar nichts wissen. Sie sind es, die dem Geistleib, der Seele, oftmals unvorstellbare Qualen bereiten.

Allen Ärzten und einschlägigen Fachkräften sei noch einmal ans Herz gelegt, mehr auf den Träger der Lebensenergie, auf die Seele, zu achten. Gesundet die Seele, dann wird auch der Leib gesunden. Ist die Seele gesund, dann ist auch der Körper gesund.

Ich appelliere noch einmal an die Ärzteschaft:

Sehet den Patienten als einen Teil von euch! Was ihr nicht wollt, das man euch tut, das fügt auch nicht eurem Nächsten zu.

Gedanken sind ungeahnte Kräfte.

Positive, harmonische Kräfte heben das Gemütsleben und fördern die Kraft zur Gesundung.

Positive Kräfte bewirken im Hoffnungslosen Trost. Dem Leidenden machen sie Mut. Dem Freudlosen geben sie Kraft, sich wieder zu freuen.

Liebt eure Mitmenschen und helft ihnen, dann werdet ihr wiedergeliebt werden. Denn was von euch an Selbstlosem, Gutem und Schönen ausgeht, das werdet ihr auf vielfältige Art und Weise wieder empfangen.

Laßt also die Krankenhäuser zu Häusern der Gesundheit werden. Dann wird sich die Welt erhellen, und die Menschen werden zusammenfinden in Dankbarkeit und Freude Gott, dem Leben, der Heilkraft, gegenüber.

Kehrt ein Genesender wieder in sein Milieu, in die Familie und an den Arbeitsplatz, zurück und kommen auf ihn wieder die alten Gewohnheiten und alten Probleme zu, dann ist er nicht immer in der Lage, davon Abstand zu halten. Dann dämmert die Gefahr herauf, wieder rückfällig zu werden. In diesen Situationen müßte dem Genesenden ein Lebensberater zur Seite stehen, mit dem er über die sich nun wieder einstellenden Schwierigkeiten sprechen kann.

Ich, Christus, der Herr, werde dies in den Christuskliniken, den Häusern zur Gesundheit, einführen.

Außerdem biete Ich allen Ärzten und Chirurgen Meine Hilfe über Menschen an, die fähig sind, eine gesetzmäßige Lebensberatung durchzuführen. Es sind Menschen, welche die ewigen Gesetze kennen und zum großen Teil verwirklicht haben, die also selbstlos dienen und helfen wollen.

Wahrlich, ich sage euch allen, den Ärzten, den Wissenschaftlern, den Theologen, dem Hilfspersonal und den Kranken: Wer die vom Geiste gegebenen Methoden auf rechte Art und Weise anwendet, der wird nicht nur große Erfolge erzielen, sondern auch der Menschheit einen großen Dienst erweisen.

Menschen in Mir, dem Geist, können an der notleidenden Menschheit Großes vollbringen.

Menschen des Geistes werden Häuser zur Gesundheit erwerben oder erbauen und entsprechend einrichten und verwalten.

In den Christuskliniken, in den „Häusern der Gesundheit", wird vor allem die Gesundheit bejaht und die Krankheit entsprechend behandelt. Ärzte werden nach den ewigen Gesetzen denken und handeln und den Hilfesuchenden in gesetzmäßiger Weise beistehen. Die Hilfesuchenden sollen Meinen Geist spüren und wieder Hoffnung schöpfen und Lebensmut gewinnen.

Die Welt bedarf des Christus und der Menschen, die wahrlich christlich denken und leben.

Das Gesetz auf der Stufe der Ordnung lautet: Bittet, und es wird euch gegeben! Suchet, und ihr werdet finden! Klopfet an, und es wird euch aufgetan! Das gilt für alle Menschen, für Ärzte, Wissenschaftler, Theologen – und auch für alle Heilungsuchenden.

Damit Menschen auf dem Pfad zum Inneren Frieden finden, Ruhe und Hilfe erlangen, bedarf es wissender und durchgeistigter Menschen, welche die Gesetze des Lebens aus eigener Erfahrung kennen und nicht nur aus Büchern und Vorträgen. Es bedarf der Menschen, die von innen heraus helfen und dienen, ganz nach den Gesetzen des Lebens. Wer aus einer reichen Selbsterfahrung schöpfen kann, wer durch Verwirklichung der heiligen Gesetze diese in und an sich selbst erfahren hat, der ist ein wahrer Diener und Helfer der Menschheit.

Bittet, und es wird euch gegeben! Suchet, und ihr werdet finden!

Es gibt einige Menschen, die die Gesetzmäßigkeiten des Lebens nicht nur aus Büchern in Erfahrung gebracht haben, die nicht nur Bücherwissen besitzen, sondern die mitten in der Gesetzeserfüllung stehen. Sie sind es, die den Ärzten, den Theologen und auch den Wissenschaftlern zur Seite stehen können, auf daß es lichter werde in dieser Welt – auch in den Hospitälern.

In dieser Zeit der großen Wende, in der kosmische Kräfte verstärkt in das Diesseits strömen, biete Ich, der ewige Geist, Christus, erneut Meinen Dienst an. Wer anklopft, der wird empfangen. Menschen des Geistes stehen bereit, um allen zu dienen und zu helfen, die guten Willens sind, die zu sich selbst ehrlich, aufrichtig, gerecht sind.

Wer aus wahrer Selbstlosigkeit seinem Nächsten helfen möchte, der möge mit Mir, dem Christus, zusammenarbeiten und mit all jenen, die in Meiner Nachfolge stehen, mit Menschen, welche die Gesetze der Liebe und des Friedens erfüllen. Wohl dem, der es fassen kann in dieser Zeit der kosmischen Wende! Wer Ohren hat, der höre!

Wer ein Herz für seine Mitmenschen hat, der öffne es weit für den selbstlosen Dienst am Nächsten!

Intellektuelles Wissen macht blind für die Wahrheit. Wer zur Wahrheit finden und aus der Wahrheit schöpfen möchte, der handle selbstlos, ohne zu fragen, was der Gewinn sei, ob er für sich Ansehen erwerben oder Geld und Gut erhalten kann.

O Mensch, sei strebsam im Geiste! Dann kannst du wahrlich die Welt verändern und verbessern. Denn Ich will mit dir sein.

Die Entstehung einer Seelenschuld. Wo dein Schatz ist, da ist dein Herz

Vergib, so daß auch du Vergebung erlangst!

Gott kann dir nur vergeben, wenn du um Vergebung bittest und dein Nächster dir vergeben hat. Nicht nur das Wissen um diese Gesetzmäßigkeit ist wesentlich; erst das Wissen und die Verwirklichung bewirken die Freiheit deiner Seele und deines Denkens. Wer nicht vergibt und nicht Vergebung erlangt, kann nicht in das Vaterhaus zurück.

Bittest du um Vergebung und dein Nächster vergibt dir nicht, dann kannst du ebenfalls nicht die Vollkommenheit erlangen. Deshalb achte auf dein Denken, Reden und Handeln. Jeder Gedanke, jedes Wort und auch jede Handlung befreien oder binden dich an das, was du verurteilst oder halten möchtest, seien es Menschen oder Dinge.

Deshalb, o Mensch, achte auf deine Gedanken, Worte und Taten. Sie können dir zum Verhängnis oder zum Wohle gereichen. Hätte die Welt die Bedeutung dieser Aussage „Vergib, auf daß auch dir vergeben werden kann" erkannt, erfaßt und verwirklicht, dann stünde die Menschheit nicht am Abgrund der Intoleranz, Unwissenheit und Zerstörung.

Meine Darlegungen verdeutlichen das Gesetz von Ursache und Wirkung und damit auch die Lehre der Wiederverkörperung.

Wer nicht bereut, um Vergebung bittet und vergibt, wer weiterhin urteilt, richtet und seinem Nächsten auf mannigfache Art und Weise schadet, dessen Seele wird nach dem Gesetz von Ursache und Wirkung, von Saat und Ernte, wiederkommen.

Die Verknüpfungen im irdischen Leben, die zu weiteren Belastungen führen, sind vielfältig. Oft werden unscheinbare negative Gedanken durch weitere ähnliche Gedanken verstärkt, so daß ein gegensätzliches Gedankenfeld entsteht, das Ich auch die Entsprechung nenne. Dieses Gedankenfeld, Gedankenkomplex oder Entsprechung genannt, wird von der magnetischen Seele aufgenommen und bildet in den Seelenpartikeln – durch Veränderung der fünf geistigen Atomarten – die Seelenschuld. Der Gedankenkomplex, die Entsprechung, überlagert sodann den Wesenskern der Seele, der – je mehr Entsprechungen, je mehr seelische Schuldkomplexe vorliegen – seine Intensität, die Strahlkraft, verringert.

Die vielfachen Ursachen, die zu einer Seelenschuld, zu einem Gedankenkomplex führen, der von der magnetischen Seele aufgenommen wird, können in Worten niemals im einzelnen dargelegt werden. Das Gesetz von Ursache und Wirkung ist das Karma-Gesetz, es ist die Gerechtigkeit Gottes. Nur sensitive, auf Gott ausgerichtete Menschen empfinden und wissen die Bedeutung des Gesetzes von Saat und Ernte. Sie erfassen es in ihren Seelen.

Oftmals kann ein unscheinbarer gegensätzlicher Gedanke die Ursache für ein Schicksal sein, das den Menschen sein ganzes irdisches Leben lang und darüber hinaus die Seele in den Stätten der Reinigung begleitet und auf sie einwirkt. Wird dieser unscheinbare Gedanke durch gleiche oder ähnliche Gedanken verstärkt, dann entsteht ein Gedankenkomplex, der auf das Gemüt des Menschen und auf seine Körperfunktion einwirken kann. Ein einzelner gegensätzlicher Gedanke kann dann die Zielscheibe für weitere Gegensätzlichkeiten sein, die unter Umständen von äußeren Energiefeldern oder von Seelen angeregt werden. So, wie die negativen Gedanken von negativen Kräften verstärkt werden können, werden auf gleiche Weise edle und reine Gedanken von hohen Kräften, von Geistwesen und von der ewigen Kraft, Gott, bestrahlt.

Wer in seinem Leben gute, edle Gedanken und Worte sät und Gutes tut, der schafft für seine Zukunft hohe Ideale und Werte. Wer dazu noch gelernt hat, alles dankbar anzunehmen, ob Freud oder Leid, der reinigt wahrlich seine Seele und bereitet sie für die ewige Heimat vor.

Sowohl im feinstofflichen Reich als auch im materiellen Sein gibt es keine Zufälle. Alles ist vom Schöpfergott wohlgeordnet: Was also der Mensch sät in Empfindungen, Gedanken, Worten und Werken, wird er ernten. Das liegt im Gesetz von Ursache und Wirkung begründet.

Gott ist ein Gott der Ordnung, auch wenn der Weltmensch die kosmischen Zusammenhänge und

Verknüpfungen nicht wahrnehmen und nicht akzeptieren möchte.

Der Weg ins Vaterhaus ist der Pfad der Verwirklichung:

Mit dem Hören des Wortes allein findet der Mensch nicht zum Ursprung der Quelle. Das Hören und Lesen des Wortes Gottes – sei es aus der Bibel oder aus geistigen Quellen, die unvermischt aus der Wahrheit fließen – reinigt nicht die Seele und macht sie nicht wieder zum Ebenbild des Vaters. Nur das gelebte Gesetz, die gelebte Wahrheit, macht den Menschen frei.

Wer sein Bewußtsein erweitert und es über die vier Reinigungsebenen emporgehoben hat, der wird nicht mehr bitten, suchen und anklopfen, er hat gefunden: Die Fülle Gottes ist ihm offenbar.

Deshalb, o Mensch, lebe im Jetzt. Das Gesetz kennt kein Gestern und Morgen. Alles erfüllt sich im Jetzt, weil es nur die Gegenwart gibt. Gott ist nicht vergänglich. Gott ist ewig. Gott ist das Leben. Ob du im Geiste oder im Fleische bist, alles ist Leben.

Werde frei von dir selbst! Vergib! Laß los, was dich beschäftigt! Erhebe dein Denken, Fühlen und Wollen zu Gott! Und erfülle, was Sein Wille ist. Dann wird sich deine Seele erheben und du wirst die Wahrheit, die dich freigemacht hat, in dir schauen.

Wisse: Wo dein Schatz ist, dort ist dein Herz. Dort wird einst deine Seele sein.

Die Seele eines ehemaligen erfolgreichen Geschäftsmannes, der viel Geld und Gut erwarb, sich damit schmückte und brüstete, der seinen Erfolg und seinen Besitz als seine Leistung ansah, wird als Seele wieder dort sein, wo sein Herz hing und hängt.

Eine Frau und Mutter, die sich mit ihrer Familie nicht nur sehr stark verbunden fühlte, sondern sich an die Familienmitglieder gebunden hatte und ihre kleine Parzelle als ihr Eigentum betrachtete, wird als Seele wieder dort sein, woran ihr Herz hing.

Zwei Menschen haben z.B. gemeinsam Grund und Boden erworben, später geraten sie in Schwierigkeiten. Sie führen einen erbitterten Kampf, denn jeder pocht auf sein Recht. Kam es nicht zu einer Versöhnung, bevor eine Seele der beiden Streitenden ihren irdischen Körper verließ, so wird sie sich nach der Entkörperung wieder dort einfinden, wo ihr ganzes Herz, ihr ganzes Sinnen und Trachten war. Dort wird sie unter Umständen als Seele weiter Streitgespräche führen und weiter arbeiten und wirken wie ehedem im Erdenkleid. In dieser Scheinrealität kann sie unter Umständen lange Zeit leben, bis sie aus ihrem Denkmuster erwacht.

Aus dem Meer karmischer Zusammenhänge habe Ich nur einige Tropfen herausgenommen und kurz offenbart.

Menschen des Geistes blicken nicht ängstlich in die Vergangenheit und sichern auch nicht ängstlich ihre Zukunft. Sie leben in der Gegenwart und erkennen, welche Möglichkeiten ihnen jetzt geboten werden von Mir, dem Christus.

Um jetzt, im derzeitigen Leben, vieles abtragen zu können, um auf diese Weise den karmischen Lebensbaum zu entwirren und sein Inneres zu ordnen, bedarf es der rechten Planung. Menschen des Geistes planen, doch sie nötigen sich selbst und ihren Nächsten nicht, das durchzuführen, was ohnehin nur das Gesetz vermag. Menschen, die in der Verwirklichung leben, können sicher sein, daß sich das Gesetz der Liebe an und um sie erfüllt. Sie können loslassen und gesetzmäßig für die Zukunft planen.

Die Meinung des Menschen bildet das Band, das die Seele nach dem Hinscheiden des Körpers wieder dorthin zieht, wo sie einst als Mensch ihre Leidenschaften und Freuden genossen hat:

Bleibst du bis zu deinem irdischen Lebensende ein Trinker, dann wird deine Seele wieder unter Trinkern sein. Die Seele eines Völlers wird sich dort zu Hause fühlen, wo es Nahrung und Genußmittel in überreicher Fülle gibt. Es wird sie dorthin ziehen, wo Menschen ihre Hauptaufmerksamkeit auf Genüsse und Ähnliches legen.

Die Seele eines Rauschgiftsüchtigen wird einst wieder dort sein, wo gleiche Menschen leben, wo diese Stoffe zu haben sind. Wer den Begierden und Leidenschaften frönt, wird einst als Seele wieder unter jenen sein, die ähnlich denken und leben.

Die Seele eines Mörders wird sich einst wieder am Tatort aufhalten, an dem noch ungesühnte

Schwingungen von Leid und Schmerz seines Opfers haften und ausstrahlen.

Die Seele eines Menschen, der einst den Freitod wählte, wird weiterhin am gleichen Ort leben und wirken wie zuvor als Mensch. Das wird bis zu dem Zeitpunkt sein, an dem der Körper nach dem Gesetz von Ursache und Wirkung den physischen Tod erlangt hätte.

Gott, das ewige Gesetz der Liebe, sendet unermüdlich und gibt sowohl der Seele als auch dem Menschen die Impulse zum Wachwerden und zur Ausrichtung auf Sein heiliges Bewußtsein.

Wohl dem, der sich auf den höchsten Sender ausgerichtet hat, auf Gott! Er kann von Ihm ermahnt und erinnert werden, und er wird erkennen, daß es der liebende Vater ist, der Sein Kind zur Umkehr und Einkehr ermahnt.

Das von Mir Offenbarte ist wegweisend für alle Menschen, die guten Willens sind.

Das Offenbarte wird von einer wachen und reifen Seele erkannt, bejaht und verwirklicht.

Mein Wort ist nicht bindend, sondern aufklärend, mahnend und führend.

Wer die Wahrheit, das Gesetz des Lebens, in sich selbst als Wahrheit erkennen und erfahren möchte, der muß zuerst zur Wahrheit finden.

Möge das von Mir Offenbarte Meinen Menschenkindern tiefe Einblicke in das waltende ewige Gesetz geben, das in den Details nur der wahrnehmen und verstehen kann, der zur Wahrheit gefunden hat, der sich nicht nur auf die Wahrnehmung der Worte beschränkt, sondern ihren Sinn erfaßt.

Die eigene Erfahrung aller Dinge kann nur in der echten und tiefen Innenschau die Erfüllung finden – nicht im Wort. Worte sind nur Symbole. Wer nicht hinter die Spiegel der Worte, nicht in die Symbolik des Wortes zu blicken vermag, der wird immer wieder fragen, ob das von Mir Offenbarte der Wahrheit entspricht. Er wird die großen Zusammenhänge nicht erkennen, weil er sich selbst nicht kennt.

Die Wahrheit liegt in dir, o Mensch. Das Wort ist nur wegweisend.

Erkenne dies, und finde zur inneren Wahrheit. Dann findest du Mich, deinen Erlöser, den Inspirator der ewigen Wahrheit. Denn Ich Bin der Weg, die Wahrheit und das Leben.

Wer zur Wahrheit geworden ist, der hört Meine Stimme.

Ich Bin die Wahrheit in allem Sein.

Wer in Mir lebt, durch den lebe Ich bewußt. Er ist mit Mir eins geworden. Er schöpft aus der Fülle und schaut die Fülle als bewußter Sohn und bewußte Tochter der Himmel.

Amen

Anhang

Was ist das Universelle Leben?

Das Universelle Leben ist eine urchristliche Glaubensgemeinschaft von Menschen, die sich täglich bemühen, die Zehn Gebote und die Bergpredigt, das ewige Gesetz Gottes, in allen Lebensbereichen zu verwirklichen und mehr und mehr zu erfüllen.

Ihre Prinzipien sind Gleichheit, Freiheit, Einheit und Brüderlichkeit. Diese Lebensqualität zieht sich durch alle Bereiche ihres Lebens. Sie empfangen in dieser unserer Zeit – einer Zeit des gewaltigen Aufbruchs und Umbruchs – für alle Lebensbereiche umfassende Offenbarungen des Christus-Gottesgeistes direkt durch einen Menschen, eine Frau, die dem Christus-Gottesgeist als Prophetin und Botschafterin Gottes dient.

Durch Sein Prophetisches Wort gründete Christus 1977 das Heimholungswerk Jesu Christi, Sein Erlöserwerk, das Aufklärungs- und Rückführungswerk auf der Erde. Es weist allen Menschen und Seelen den Weg zurück zu Gott, in die ewige Heimat. In Tausenden von Offenbarungen vermittelte der Christus-Gottesgeist seit 1977 – erstmals in der Geschichte der Christenheit – ein allumfassendes, konkretes, geistig-göttliches Wissen, das es jedem Menschen ermöglicht, den Inneren Weg, den Weg zurück in das ewige Sein, zu beschreiten.

Aus der Wurzel des Heimholungswerkes Jesu Christi ging das Universelle Leben hervor – das heißt: Denken, Leben und Wirken im Geiste Gottes. Im Uni-

versellen Leben lehrte und lehrt der Christus-Gottesgeist weiter und gab uns alle Stufen auf dem Weg zur Vollendung. Es ist der Weg der Selbsterkenntnis und der Läuterung von Seele und Mensch. Er führt durch die konsequente Arbeit an sich selbst schrittweise in ein Leben nach den Gesetzen Gottes, in ein Leben der Selbstlosigkeit, der Gottes- und Nächstenliebe und führt in die Einheit mit allem Sein.

Die geistigen Sammelbecken für alle in ihrem Inneren Gott suchenden Menschen weltweit – ganz gleich, welcher Religion, Konfession oder Weltanschauung sie angehören – sind die Inneren Geist=Christus-Kirchen, eine freie Zusammenkunft von Menschen, ohne Mitgliedschaft, ohne Priester, ohne Riten. Sie vollziehen keine Zeremonien, sie kommen zusammen, um zu beten und den Worten des Ewigen zu lauschen. Sie wenden die Lehren Gottes bei sich an, um so Menschen im Geiste Gottes zu werden – so, wie es schon Menschen im Alten Testament und im Urchristentum hielten. Diese Kirche des Inneren ist die große Lehrkirche des Geistes Gottes auf dieser Erde, in der der Ewige durch das erschlossene Bewußtsein Seiner Lehrprophetin, Seiner Botschafterin, das Absolute Gesetz lehrt, welches das Erbe der Kinder Gottes ist. Wer die ewigen Gesetze befolgt, der tritt sein geistiges Erbe an und wird der geistige Mensch in Christus.

Im Universellen Leben setzen Menschen die Gesetze Gottes überall dort um, wo sich der Alltag vollzieht: in der Familie, am Arbeitsplatz, in Kindergärten, in

Schulen, in Kliniken, in der Landwirtschaft, in sozialen Einrichtungen und im Wirtschaftsleben unserer Zeit.

Das konsequente Wirtschaften nach den göttlichen Gesetzen geschieht in den Christusbetrieben, in denen immer mehr Menschen – Urchristen – nach einer urchristlichen Betriebsordnung leben und arbeiten und in denen das Anwendung findet, was der Herr, der Ewige, den Seinen an praktischen geistigen Gesetzmäßigkeiten in einer bisher nie dagewesenen Schulung durch unsere Schwester Gabriele vermittelt.

Das Leben und Arbeiten im Universellen Leben ist auf dem Gottesprinzip „Geben und Empfangen" aufgebaut, das heißt: Wer dem Gemeinwohl selbstlos dient, wird selbst nicht darben.

Anfang 1989 schloß der Ewige den Bund mit Brüdern und Schwestern der Urgemeinde Neues Jerusalem für das Friedensreich Jesu Christi. Er, der All-Eine, übertrug Seiner Bundgemeinde die Verantwortung für alles Geschehen im Universellen Leben. Die Glieder der Bundgemeinde, die urdemokratisch alles gemeinsam beschließen, blicken einzig auf den einen Hirten, Christus, und sind bestrebt, die göttlichen Gesetze zu erfüllen. Sie sind aktiv für den Aufbau des Friedensreiches Jesu Christi tätig, das aus dem Universellen Leben erwächst. Ausgehend von der Bundgemeinde Neues Jerusalem entstanden und entstehen weitere Urgemeinden im Universellen Leben.

Menschen des Universellen Lebens sind Pioniere für die Neue Zeit, die schon begonnen hat. Es beginnt bereits das neue Zeitalter, das Geistzeitalter, in wel-

chem Christus, der Herrscher des Reiches Gottes auf Erden, wiederkommen wird, um das Reich Gottes auf Erden so zu führen, wie es im Himmel ist. Im Friedensreich Jesu Christi werden die ewigen Gesetze, die Gesetze des ewigen Seins, erfüllt, um die Materie ganz allmählich mehr und mehr zu verfeinern und sie wieder dem Urstoff, dem göttichen Sein, anzugleichen.

Jedem Menschen steht der Weg in das Reich Gottes offen. Die Schritte auf dem Weg sind die Meditationskurse und die Stufen zur Vollendung vom Gesetzesprinzip der Ordnung bis zur Barmherzigkeit. Keiner ist ausgeschlossen, der ernsthaft mit Christus den Weg im Inneren und Äußeren gehen will, um mit Ihm das Friedensreich auf dieser Erde aufzubauen.

Die Bücher und Cassetten des Inneren Weges

Der Innere Weg im Universellen Leben ist ein geistiger Schulungsweg, der über die Selbsterkenntnis zu Gott führt. Dieser Weg zum Reich Gottes im Innersten jedes Menschen beginnt mit zwei aufbereitenden Meditationskursen. In der nachfolgenden Intensivschule finden wir über die Stufen Ordnung, Wille, Weisheit und Ernst zur unmittelbaren Führung durch Christus. Erstmals in der Geschichte der Christenheit ist damit den Gottsuchenden der Schulungsweg des Inneren in allen Stufen und Details zugänglich – offenbart von Christus und Seinem Diener, Bruder Emanuel.

Die vorbereitenden Meditationskurse

Urchristlich Meditieren I

Cassettenkurs: 7 Cassetten mit 12 Meditationen, die uns in unser Inneres führen und uns helfen, unser Denken und Leben mehr und mehr auf Gott auszurichten.

DM/SFr 120,-, ÖS 960,-, Best.-Nr. F 010

Cassetten auch einzeln erhältlich, DM/SFr 18,-, ÖS 147,-

Buch: Als Ergänzung zu diesem Cassettenkurs gibt es die Meditationen auch in Buchform mit 12 ganzseitigen Farbbildern zu den einzelnen Meditationen.
Mit komplettem Notensatz zu den Körperübungen und eingelegten Postern.

208 S., geb., DM/SFr 35,-, ÖS 273,- Best.-Nr. S 122

Urchristlich Meditieren II

Cassettenkurs: 6 Textcassetten mit 12 Meditationen. Im Kurs „Urchristlich Meditieren II“ sprechen wir gezielt die einzelnen Bewußtseinszentren im menschlichen Körper an und aktivieren so die Selbstheilungskräfte in Seele und Leib.

DM/SFr 100,-, ÖS 800,-, Best.-Nr. F 020

Cassetten auch einzeln erhältlich, DM/SFr 18,-, ÖS 147,-

Buch: Als Ergänzung zu diesem Cassettenkurs gibt es die Meditationen auch in Buchform mit 12 ganzseitigen Farbbildern zu den einzelnen Meditationen. Mit komplettem Notensatz zu den Körperübungen und eingelegten Postern.

271 S., geb., DM/SFr 35,-, ÖS 273,- Best.-Nr. S 128

Die vier Stufen des Inneren Weges

Der Innere Weg - Stufe der Ordnung

296 S., geb., DM/SFr 45,-, ÖS 360,-, Best.-Nr. S 121

Auf der Stufe der Ordnung lernen wir, unsere Gedanken zu kontrollieren, unsere Rede zu zügeln und unsere Sinne zu verfeinern.

Der Innere Weg - Stufe des Willens

272 S., geb., DM/SFr 45,-, ÖS 360,-, Best.-Nr. S 124

Auf der Stufe des Willens lernen wir, den Willen Gottes mehr und mehr zu erfassen und in die Tat umzusetzen.

Der Innere Weg - Stufe der Weisheit
328 S., geb., DM/SFr 45,-, ÖS 360,-, Best.-Nr. S 129
Auf der Stufe der Weisheit beginnen wir, aus dem in uns bisher erschlossenen Bewußtsein zu schöpfen und zu handeln.

Der Innere Weg - Stufe des Ernstes
ca. 280 S., geb., DM/SFr 45,-, ÖS 360,-, Best.-Nr. S 126
Auf der Stufe des Ernstes schließlich lösen wir alle Bande an das Gesetz von Ursache und Wirkung.

Nähere Informationen
über den Inneren Weg und das Universelle Leben
senden wir Ihnen gerne zu.

*

Der Weg für Kinder und Jugendliche zum gerechten, gesetzmäßigen Leben

Durch die Prophetin Gottes in unserer Zeit, unsere Schwester Gabriele, offenbart sich Liobani, ein reines Wesen der Himmel. Sie schenkt den Kindern dieser Welt den Weg zu Freiheit, Gesundheit, innerem Glück, selbstloser Liebe, der es ihnen ermöglicht, auch inmitten dieser turbulenten Erdenzeit in ein wahres geistiges Leben hineinzuwachsen. Die Eltern und Lehrer sind Vorbild, Freund und Berater.

Liobani. Ich erzähle - hörst Du zu?
(1. Lebenstag - 6 Jahre)

104 S., 7 Farb-Illustr., geb., DM/SFr 16,80, ÖS 131,-

Liebevoll erklärt Liobani in diesem Buch den Kleinsten und Kleinen den Sinn ihres Erdenlebens: Wer bin ich? Woher komme ich? Wohin gehe ich? Sie erzählt auch von Schutzengeln und Naturwesen und von deren vielfältigen Aufgaben zum Wohle der Menschen, der Natur und der Tiere.

Liobani. Ich berate - nimmst Du an?
(6 - 12 Jahre)

312 S., geb., über 60 Farbillustr, DM/SFr 42,80, ÖS 334,-

Aufbauend auf dem 1. Band, führt Liobani die Kinder und Heranwachsenden von 6 bis 12 Jahren hinein in ein Leben nach den göttlichen Gesetzen. Sie erweckt in ihnen die positiven Kräfte und führt sie zu geistiger

Dynamik, Freiheit und Selbständigkeit. Dadurch entwickeln sie die Fähigkeit zu einem Leben in der Gemeinschaft, zum freudigen Füreinander und Miteinander. So wächst in ihnen auch eine natürliche Verbindung mit den Naturreichen und mit allem, was lebt. Liobani offenbart auch Spiele zur Schulung der Sinne, der Konzentration und der Selbsterkenntnis sowie zauberhafte Erzählungen aus dem Leben der Elfen und Wichtel, der unsichtbaren Helfer der Natur.

Liobani. Ich erkläre - machst Du mit?
(12 - 18 Jahre)
208 S., geb., DM/SFr 28,50, ÖS 220,-

In diesem dritten Band geht Liobani einfühlsam auf den Heranwachsenden ein, auf alles, was ihn in der Reifezeit bewegt und berührt. Ihre göttlichen Belehrungen, Wegweisungen und auch praktischen Übungen geben dem jungen Menschen Hilfe, sich klar zu erkennen, Situationen zu durchschauen und bewußt zu entscheiden. Er gewinnt das tiefe Vertrauen, in jeder Lebenssituation vom Inneren Helfer und Ratgeber, Christus, geführt zu sein.

*

Weitere Offenbarungen aus dem Christus-Gottesgeist

Das ist Mein Wort
A und Ω
Das Evangelium Jesu
Die Christusoffenbarung, welche die Welt nicht kennt

Sammelband, geb., 1114 S., DM/SFr 49,50, ÖS 386,-
Band 1, geb., 362 S., DM/SFr 23,80, ÖS 186,-
Band 2, geb., 396 S., DM/SFr 24,80, ÖS 193,-
Band 3, geb., 444 S., DM/SFr 27,80, ÖS 217,-

Ein epochemachendes Werk, das weit über den Inhalt der Bibel hinausgeht, denn es enthält authentisch das tatsächliche Leben, Denken und Wirken Jesu vor 2000 Jahren, den wir als den Sohn Gottes und Geistigen Lehrer näher erfahren.

In „Das ist Mein Wort" sagt uns Christus selbst durch Sein Prophetisches Wort heute, wie Er in Seiner Erdenzeit als Jesus von Nazareth in Wahrheit lebte und wirkte. Als Grundlage wählte Christus das außerbiblische Buch „Das Evangelium Jesu", welches Er durch Seine weiterführende Offenbarung nicht nur berichtigt, sondern auch vertieft – entsprechend dem Bewußtsein der Menschen von heute.
Aus dem Inhalt: Eine Fülle bisher unbekannter Aspekte aus dem Leben Jesu – Die Bergpredigt, von Christus jetzt näher ausgelegt und vertieft – Grundlegendes über Leben und Tod – Das Gesetz von Saat und

Ernte als Hilfe zur täglichen Selbsterkenntnis – Gewaltanwendung und Blutvergießen sind gegen das Gesetz Gottes – Das Töten der Tiere oder ihr Mißbrauch durch den Menschen sowie das Schänden der Natur sind Gott ein Greuel – Es gibt keine ewige Verdammnis – Wer sind die reißenden Wölfe im Schafspelz? – Hinweise auf Mißbrauch des Namens Christi für unchristliche Zwecke – Der freie Wille des Menschen – Die kommende Lichtzeit – Das Friedensreich entsteht durch die Menschen, die Gottes Willen tun – u.v.m.

Die großen kosmischen Lehren des JESUS von Nazareth an Seine Apostel und Jünger, die es fassen konnten

Das Leben der wahren gotterfüllten Menschen

296 S., geb., Best.-Nr. S 134, DM/SFr 45,-, ÖS 360,-

Was der Menschheit in diesem mächtigen geistigen Lehrwerk von Christus, dem Erlöser aller Menschen und Seelen, offenbart wird, war noch niemals auf dieser Erde. Dieses Heilige Buch enthält die Lehren Jesu an den innersten Kreis Seiner damaligen Apostel und Jünger, die Seine höchsten Lehren fassen konnten – jetzt erneut gegeben und erweitert für die heutige Zeit: das absolute, ewige Gesetz. Darüber hinaus gibt uns Christus in dieser Offenbarung aus dem ewigen Gesetz heraus Aufklärung und Wegweisungen, die uns aufzeigen, wie wir aus der Enge menschlichen Ichs, aus dem

Gesetz von Ursache und Wirkung herausfinden können.
Diese Offenbarung Christi durch Seine Prophetin, die Botschafterin Gottes, hat die Tiefe des Seins.
„Der Schatz aus den Himmeln, dieses Heilige Buch, wird allen gereicht, die es gerne als ihr geistiges Eigentum empfangen wollen. Mit seinem Verstand allein kann der Mensch das nicht erfassen, was der Himmel denen bereithält, die zum Himmel streben."
(Aus dem Vorwort)

Ursache und Entstehung aller Krankheiten
Was der Mensch sät, wird er ernten
348 S., geb., DM/SFr 32,50, ÖS 250,-

Diese umfassende Christusoffenbarung läßt uns in das ewige Gesetz Gottes schauen, erklärt das Fallgeschehen und das in den Fallwelten wirksame Kausalgesetz, das Gesetz von Ursache und Wirkung. Christus gibt uns völlig neue tiefe Einblicke in die Zusammenhänge von Kosmos und Welt, in die Grenzbereiche zwischen Geist und Materie und in die Abläufe im Inneren des Menschen, die zu Krankheit oder zu Gesundheit führen. Eine Revolution der Heilkunde, ein Appell an uns alle.

Vaterworte auch an Dich
104 S., geb., DM/SFr 13,50, ÖS 105,-

Erkenne und heile Dich selbst
durch die Kraft des Geistes
214 S., kart., DM/SFr 15,50, ÖS 170,-

Christus enthüllt:
Der Dämonenstaat,
seine Helfershelfer und seine Opfer
88 S., kart., DM/SFr 19,80, ÖS 155,-

Das Leben mit unseren Tiergeschwistern
Du, das Tier - Du, der Mensch
Wer hat höhere Werte?
136 S., kart., DM/SFr 20,80, ÖS 162,-

Bücher der Prophetin Gottes

Dein Leben im Diesseits
ist Dein Leben im Jenseits
136 S., kart., DM/SFr 21,80, ÖS 170,-

Soweit es mit Worten und Begriffen möglich ist, lüftet unsere Schwester Gabriele, die Lehrprophetin Gottes, jene Schleier, die Diesseits und Jenseits trennen. Wir erfahren in Darlegungen von einzigartiger Tiefe und Detailliertheit, was Leben ist. Es gibt keine Unterbrechung, keinen Stillstand des Lebens, auch nicht beim sogenannten Tod des Menschen. Jeder Mensch stirbt anders. Gabriele beschreibt, was eine lichte Seele im Jenseits erwartet – und wie sich möglicherweise das Sterben und Weiterleben jenseits der „Nebelwand“ für eine noch dunkle Seele gestaltet. Jeder Mensch bestimmt selbst, ob sein Jenseits für ihn zum Himmel oder zur Hölle wird. Wir erfahren in diesem Buch, wie wir die Chancen des Augenblicks nutzen können, wie wir denken und leben sollten, um der Gefahr zu entgehen, bei einem Leben ohne Selbsterkenntnis von jenseitigen Energiefeldern gelebt zu werden. Wer sein Leben im Jenseits licht und freundlich gestalten möchte, der sollte seine Chance in der Lebensschule Erde nützen – wie, das sagt dieses Buch.

Lebe den Augenblick
und Du siehst und erkennst Dich
80 S., kart., 2. Aufl., DM/SFr 14,80, ÖS 115,-

Das Werk der Erlösung
A und Ω
Christus, unser Erlöser,
der Herrscher des Friedensreiches,
des Reiches Gottes auf Erden,
kommt uns Menschen immer näher
50 S., kart., DM/SFr 9,80, ÖS 77,-

*Bücher im Universellen Leben
sind auch in vielen Sprachen erhältlich;
viele Titel sind ebenfalls in Blindenschrift übertragen
(Braille-Schrift), die wir gerne verleihen.
Die Information über alle weiteren Bücher,
Casetten und Videos entnehmen Sie bitte
unserem neuesten Gesamtverzeichnis.*
Wir übersenden es Ihnen gerne kostenlos.*

Universelles Leben · Haugerring 7 · W-8700 Würzburg

---

* *Es gelten die Preise des aktuellen Verzeichnisses.*

Absender:

____

Familienname

____

Vorname

____

Straße/Haus-Nr.

____

PLZ/Wohnort

____

Datum, Unterschrift

POSTKARTE

Postkarte
bitte
frankieren

Universelles Leben
Postfach 5643

D-8700 Würzburg

Absender:

Familienname

Vorname

Straße/Haus-Nr.

PLZ/Wohnort

Datum, Unterschrift

Postkarte
bitte
frankieren

POSTKARTE

Universelles Leben
Postfach 5643

D-8700 Würzburg

Hiermit bestelle ich:

.... *Ex.* ***Urchristlich Meditieren I***
Buch: 208 S., geb., DM/SFr 35,-, ÖS 273,-

.... *Ex.* ***Urchristlich Meditieren I***
Cassettenkurs: 7 Cass., DM/SFr 120,-, ÖS 960,-

.... *Ex.* ***Urchristlich Meditieren II***
Buch: 271 S., geb., DM/SFr 35,-, ÖS 273,-

.... *Ex.* ***Urchristlich Meditieren II***
Cassettenkurs: 6 Cass., DM/SFr 100,-, ÖS 800,-

.... *Ex.* ***Der Innere Weg - Stufe der Ordnung***
Buch: 288 S., geb., DM/SFr 45,-, ÖS 360,-

.... *Ex.* ***Der Innere Weg - Stufe des Willens***
Buch: 272 S., geb., DM/SFr 45,-, ÖS 360,-

.... *Ex.* ***Der Innere Weg - Stufe der Weisheit***
Buch: 328 S., geb., DM/SFr 45,-, ÖS 360,-

.... *Ex.* ***Der Innere Weg - Stufe des Ernstes***
Buch: ca. 250 S., geb., DMSFr 45,-, ÖS 360,-

○ *Bitte senden Sie mir kostenlose Informationen über den* ***Inneren Weg im Universellen Leben***

○ *Bitte senden Sie mir kostenlos ein* ***Gesamtverzeichnis*** *aller Bücher, Cassetten und Videos*

Datum, Unterschrift: ____________________

Es gelten die Preise der aktuellen Bücherliste (zuzüglich Porto und Verpackung).